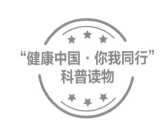

"健康中国·你我同行"
科普读物

肺腑医言
畅享呼吸

国家卫生健康委宣传司 组织编写

李为民 主 编

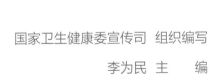

人民卫生出版社
·北京·

图书在版编目（CIP）数据

肺腑医言，畅享呼吸 / 国家卫生健康委宣传司组织
编写；李为民主编. 一北京：人民卫生出版社，
2024.3
ISBN 978-7-117-36097-5

I.①肺… Ⅱ.①国… ②李… Ⅲ.①呼吸系统疾病
－防治－普及读物 Ⅳ.①R56-49

中国国家版本馆 CIP 数据核字（2024）第 045147 号

肺腑医言，畅享呼吸
Feifu Yiyan, Changxiang Huxi

策划编辑	庞　静　赵沐霖　　责任编辑　赵沐霖
数字编辑	杜鱼田　张嘉琳
书籍设计	尹　岩　梧桐影
组织编写	国家卫生健康委宣传司
主　　编	李为民
出版发行	人民卫生出版社（中继线 010-59780011）
地　　址	北京市朝阳区潘家园南里 19 号
邮　　编	100021
E－mail	pmph @ pmph.com
购书热线	010-59787592　010-59787584　010-65264830
印　　刷	北京顶佳世纪印刷有限公司
经　　销	新华书店
开　　本	710×1000　1/16　　印张:18
字　　数	200 千字
版　　次	2024 年 3 月第 1 版
印　　次	2024 年 3 月第 1 次印刷
标准书号	ISBN 978-7-117-36097-5
定　　价	75.00 元

打击盗版举报电话　010-59787491　　E－mail　WQ @ pmph.com
质量问题联系电话　010-59787234　　E－mail　zhiliang @ pmph.com
数字融合服务电话　4001118166　　　E－mail　zengzhi @ pmph.com

专家指导委员会

主　　编　李为民

副主编　曹　彬　李时悦　杨　汀　刘　丹　王成弟

编　　委　（以姓氏笔画为序）

王　刚　王　博　王　蕾　王成弟　王诗尧　王璐琳

占扬清　田攀文　冯　梅　朱　敏　朱道珺　刘　丹

刘　影　关嘉铭　李　薇　李为民　李亚伦　李时悦

李典典　李佩军　李晓欧　杨　汀　吴　颖　吴小玲

何彦琪　余　荷　张　欣　张冬莹　张永明　陈莉娜

罗汶鑫　周海霞　郑　源　赵东兴　胡杰英　钟　琳

倪越男　唐　舸　唐纯丽　黄　可　黄　燕　曹　彬

童　翔　雷　弋

编写秘书　杨　澜　刘星廷

审稿专家　（以姓氏笔画为序）

孙加源　宋元林　张　旻　周　敏　徐金富

党的二十大报告指出，把保障人民健康放在优先发展的战略位置，完善人民健康促进政策。习近平总书记强调，健康是幸福生活最重要的指标，健康是 1，其他是后面的 0，没有 1，更多的 0 也没有意义。

普及健康知识，提高健康素养，是实践证明的通往健康的一条经济、有效路径。国家卫生健康委宣传司、人民卫生出版社策划出版"健康中国·你我同行"系列科普读物，初心于此。

系列科普读物的主题最大程度覆盖人们最为关心的健康话题。比如，涵盖从婴幼儿到耄耋老人的全人群全生命周期，从生活方式、心理健康、环境健康等角度综合考虑健康影响因素，既聚焦心脑血管疾病、癌症、慢性呼吸系统疾病、糖尿病、传染病等危害大、流行广的疾病，也兼顾罕见病人群福祉等。

系列科普读物的编者是来自各个领域的权威专家。他们基于多年的实践和科研经验，精心策划、选取了广大群众最应该知道的、最想知道的、容易误解的健康知识和最应掌握的基本健康技能，编撰成册，兼顾和保证了图书的权威性、科学性、知识性和实用性。

系列科普读物的策划也见多处巧思。比如，在每册书的具体表现形式上进行了创新和突破，设置了"案例""小课堂""知识扩展""误区解读""小故事""健康知识小擂台"等模块，既便于读者查阅，也增加了读者的代入感和阅读的趣味性及互动性。除了图文，还辅以视频生动展示。每一章后附二维码，读者可以扫描获取自测题和答案解析，检验自己健康知识的掌握程度。此外，系列科普读物作为国家健康科普资源库的重要内容，还可以供各级各类健康科普竞赛活动使用。

每个人是自己健康的第一责任人。我们希望，本系列科普读物能够帮助更多的人承担起这份责任，成为广大群众遇到健康问题时最信赖的工具书，成为万千家庭的健康实用宝典，也希望携手社会各界共同引领健康新风尚。

更多该系列科普读物还在陆续出版中。我们衷心感谢大力支持编写工作的各位专家！期待越来越多的卫生健康工作者加入健康科普事业中来。

"健康中国·你我同行"！

专家指导委员会

2023 年 2 月

前言

　　一起一伏的呼吸，是我们每时每刻都离不开的生命律动。然而，呼吸系统疾病已成为全球第三大疾病死因，仅次于心脑血管病和恶性肿瘤，严重威胁我国人民生命健康。由于吸烟、空气污染、病原变化、人口老龄化等严重问题，未来我国呼吸疾病防治形势将更加严峻。《健康中国行动（2019—2030年）》，明确提出将慢性呼吸系统疾病的防治列为十五项重大行动之一。科学普及呼吸健康知识，促进全民健康迫在眉睫。

　　"健康中国·你我同行"系列科普读物由国家卫生健康委宣传司指导，人民卫生出版社策划出版，本册《肺腑医言，畅享呼吸》就为其中之一。本书以科普为纽带，围绕"促、防、诊、控、治、康"全方位健康照护体系，共设八部分七十五小节，从呼吸系统的解剖结构到呼吸功能特点，从疾病危险因素到临床症状体征、检查、检验，再深入常见呼吸系统疾病诊断、治疗、预后及康复的着重叙述，层层递进；最后针对常见呼吸问题的中医药诊治、预防和体质调理进行讲解。每个知识点均以生动有趣的"案例"引入，以"小课堂""知识扩展""误区解读"及"小故事"等模块进行详细讲解，知识渗透深入，兼顾全面性、科学性、权威性及实用性。每章配以自测题二维码，供读者扫描自测，增加阅读趣味性的同时，及时巩固了知识点。

每个人是自己健康的第一责任人，本书立足于大众最想了解、最应该了解的呼吸健康知识，为广大群众带来"肺腑医言"，助推健康中国。拳拳医者心，启迪后来人。

本书编委来自四川大学华西医院、四川大学华西第二医院、中日友好医院及广州医科大学附属第一医院医疗、科研、教学的一线专家，具有丰富的临床和教学经验，以及高度的敬业精神和责任感。编写过程中，相关学科领域专家撰写初稿，经同行审阅和修订后，由主编进行统稿和完善，每一环节精益求精。书中凝聚了呼吸系统疾病领域数十年来深耕思想、理念、实践所得到的宝贵成果，展示出了编者们不忘初心的人文情怀和薪火相传的责任担当，是大众了解呼吸健康知识不可多得的科普读物。

最后，向精心撰写策划，反复修改确保用最通俗的语言更精准阐述专业问题的各位编者致谢！也请广大读者朋友们多提宝贵意见，感谢对我们工作批评指正！真诚祝愿每一位读者畅享呼吸，身体健康！

李为民

2023 年 12 月

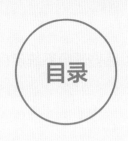

目录

呼吸系统基础知识

呼吸系统疾病危险因素

呼吸系统疾病症状体征

呼吸系统疾病检验检查

呼吸系统疾病全面了解

呼吸系统疾病治疗方式

呼吸康复全程管理

呼吸系统疾病中医治疗

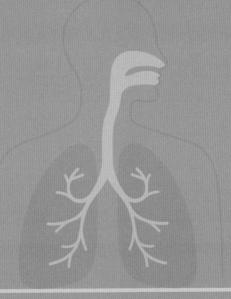

呼吸系统
基础知识

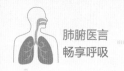
呼吸是我们每时每刻都离不开的生命律动，这看似不经意的一吸一呼隐藏着激发生命的奥秘。但不少老百姓对"什么是上呼吸道，什么是下呼吸道""是不是吸氧浓度越高对人体越好""胸式呼吸好还是腹式呼吸好"有不少疑问。因此本部分主要针对呼吸系统的基础知识，对呼吸系统的组成、气体的交换与运输、胸式呼吸与腹式呼吸的区别进行详细讲解，以便读者清晰了解身体呼吸系统的构造，也更易读懂与呼吸系统有关的健康信息。

认识你的呼吸系统

老王今年 81 岁，晚上半卧于床上就餐，与家人说笑间，不小心发生呛咳导致误吸，甚至出现发绀（皮肤、黏膜呈青紫色，口唇青紫多见）。家人立即将他送到医院，医生嘱咐他俯卧位、并叩拍他的背部，待老王咳出部分食物后，医生给他清理口腔内食物残渣并吸痰，老王呛咳及发绀明显好转。原来，老年人呼吸道纤毛活动减少，咳嗽反射降低，更易误吸，导致食物进入声门以下的气道，甚至发生吸入性肺炎。

 小课堂 ● ● ● ● ● ● ● ● ● ● ●

1. 呼吸系统的组成

呼吸系统是人体与外界空气进行气体交换的、一系列器官的总称，主要由呼吸道和肺组成。呼吸道是气体进出肺的通道，包括上呼吸道和下呼吸道。上呼吸道包括鼻腔、咽和喉；下呼吸道包括气管、主支气管、叶支气管、段支气管及各级分支（细支气管），直到肺泡。空气通过口鼻进入人体，穿过长长的气管，逐步接近肺部。此时，空气可以选择通过左、右路线下行，均可通往肺叶。此外，胸膜和胸膜腔是呼吸系统的辅助装置，参与呼吸的肌肉主要有肋间肌和膈肌。

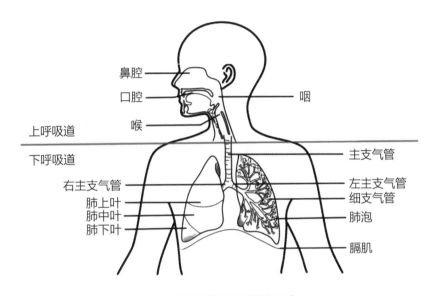

鼻腔
口腔
喉
咽
上呼吸道
下呼吸道
主支气管
右主支气管
左主支气管
细支气管
肺上叶
肺中叶
肺下叶
肺泡
膈肌

呼吸系统的组成及相关器官

2. 呼吸系统的生理功能

在呼吸系统中，各器官各司其职，鼻到各级支气管负责传送气体，其中鼻腔有加温、湿润和清洁空气等作用，还能在发音时产生共鸣；咽上部与口鼻腔相通，下部与喉和气管相通，是进食食物与呼吸气体的共同通道；而喉兼有发音的功能。

气管是由十几个软骨环和其中的平滑肌构成，软骨可以使气管保持开放的状态、保持气体的通畅。平滑肌能够改变气管的口径，有利于其后方的食管扩张，便于吞咽食物后下行。气管与支气管黏

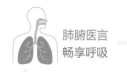

膜中含有腺体，能分泌含多种免疫球蛋白的黏液，具有抑菌、抗病毒的作用；而且黏膜上皮细胞表面有纤毛，它能不断地向喉的方向摆动，将粘有灰尘的黏液上移，最后咳出体外形成痰。

肺是呼吸系统中最重要的器官。成人肺内含有约 3 亿个终末肺泡，展开后的总面积在 60～100 平方米，这样惊人的面积可以提高单次呼吸的气体交换效率。肺泡是细支气管反复分支而成，其壁薄，外面包绕着毛细血管网，是气体交换的场所。人们的胸腔有节律地扩大和缩小，被称为呼吸运动，是靠呼吸肌的收缩和扩张进行的。膈肌是十分重要的呼吸肌，它介于胸腔和腹腔之间，收缩时会让胸腔的上下径加大，产生吸气，扩张时产生呼气。

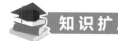 **知识扩展**

日常保护肺脏的方法有哪些

肺脏是人体最重要的呼吸器官，人每天要吸入约 9 000 升空气；而空气中的病毒、细菌、粉尘质有害物等也随着呼吸进入肺部，不但会损害肺部，还会影响全身健康。因此，对于肺脏的保护不容忽视，以下几点非常值得重视。

规律锻炼。合理有效的锻炼可以增加肺活量，促进肺的收缩与扩张。可选择快走、慢跑、游泳、太极拳等有氧运动。呼吸康复操可以延缓呼吸系统的退化，促进肺功能的康复，比如推荐慢性阻塞性肺疾病患者长期缩唇腹式呼吸，即慢慢地深吸一口气，吸到底，再缓慢、均匀地缩唇吐气：吸气时最大限度地向外扩张腹部，胸部保持不动；呼气时最大限度地向内收缩腹部。可以重复训练

30 次，一天进行 2 ~ 3 个周期。坚持训练有利于提高肺活量。

减少有害物质的吸入。戒烟不仅可以减少有害气体的吸入，还可以降低肺功能衰退的速度，平时应尽量远离吸烟人群。日常生活中应注意粉尘、油漆等有害气体、颗粒对肺的损害。雾霾天戴口罩，避免在汽车尾气多的地方长时间停留。在家注意定期开窗通风、定期清洗空调、开油烟机减少油烟吸入等。

及时治疗其他疾病。过敏性鼻炎、鼻窦炎、咽喉炎等会反复发作，炎症可能会蔓延至下呼吸道影响肺功能。胃炎、胃食管反流病等疾病容易出现胃酸反流，进入呼吸道，造成肺损伤。如有这些疾病，应引起重视，及时诊治。

小故事　海姆立克急救法

呼吸系统的组成及作用，导致我们有可能面临被异物卡住呼吸道、引发窒息的情况。此时不要慌，掌握海姆立克急救法，关键时能救命。急救法的原理主要是冲击人体的上腹部，令膈肌迅速上抬，使胸腔的压力突然增加，胸腔内的气体就会在压力的作用下涌向气管，促使梗塞气道的异物排出。海姆立克急救法的命名来源于它的发现者，此人在 20 世纪 70 年代首先创立并描述了该方法。为了表彰其贡献，《美国医学会杂志》决定以海姆立克（Heimlich）的名字命名这种急救方法。

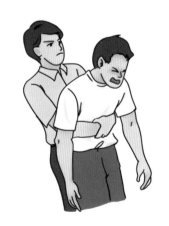

海姆立克急救法

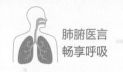
气体如何在体内交换与运输

　　小洋在打篮球的时候突然感觉左前胸疼痛，随后觉得喘不上气，休息后仍无法缓解，家人发现他嘴唇发紫，立即把他送至医院。经过检查，小洋被医生诊断为"气胸"，经过治疗小洋的呼吸困难逐渐缓解，嘴唇颜色也恢复了正常。小洋感到很疑惑，为什么肺上"破了一个口"，我们的身体就出现了这么大的反应呢，我们吸入的空气到底是怎么在体内发挥作用的呢？

 小课堂

1. 什么是气体交换

　　人体需要从外界环境摄取机体新陈代谢所需要的氧气，并向外界排出代谢所产生的二氧化碳，这一过程称为气体交换。气体交换包括肺换气和组织换气两个过程。

　　气体进入肺泡后，肺泡内的氧气或二氧化碳与血管中的氧气或二氧化碳进行交换，这一过程称为肺换气，随后气体随着流动的血液送至全身各处，再进入细胞，进而氧化分解部分有机物，释放能量，供给人体所需。与此同时，细胞中的"废气"也被血液运送到肺部经呼吸道被排出。至此，一次气体交换就完成了。

　　气体分子是不断运动的，当不同区域出现气压差时，气体分子便会从气压高的地方转移到低压低的地方，通过不断的移动使两个区域气压达到平衡，这一过程称为扩散。而在人体内，不同位置的不同气体压力是有差异的，例如，氧气的压力在体内的大小排序分别为：肺泡内＞动脉血＞组织细胞，因此我们可以发现氧气是从肺泡进入动脉血，再通过血液流动进入组织细胞；与此类似的，人体会产生大量的二氧化碳，因此二氧化碳从细胞转移到血液，再通过肺泡排出体外。

2. 气体在体内如何运输

氧气和二氧化碳在体内是如何转运的呢？氧气和二氧化碳均是以物理溶解和化学结合两种形式存在和运输的，且主要的形式为化学结合，物理溶解形式所占比例极小，两种存在形式之间可以互相转化。

超过 95% 的氧气以化学结合的形式存在，血红蛋白是其中重要的载体，它与氧气结合形成氧合血红蛋白，在流经需要使用氧气的组织细胞时，又可以快速将氧气释放。而血液中的绝大多数二氧化碳也是以化学结合的形式存在，碳酸氢盐快速分解出二氧化碳，便于二氧化碳经肺部排出体外。

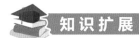

知识扩展

1. 血氧饱和度

血氧饱和度是指血红蛋白氧含量与血红蛋白氧容量的百分比，如果氧含量等于氧容量则血氧饱和度为 100%，一般正常人的血氧饱和度正常不应该低于 95%；在日常生活和医院我们常见的用于测量血氧饱和度的是指套式光电传感器，可以通过近红外光测定血氧饱和度。

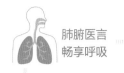

2. 一氧化碳中毒

大多数人都听说过在家烧炉火，通风不良的情况下，会导致一氧化碳中毒（俗称"煤气中毒"）；那为什么一氧化碳会导致中毒呢？这其实是由于吸入过多含碳物质燃烧不完全的产物（一氧化碳）所致，其原理是一氧化碳代替氧气与血红蛋白进行了结合，一氧化碳的结合力比氧气高出 200 倍，因此大量一氧化碳与血红蛋白结合后，导致血红蛋白丧失了携带氧气的能力和作用，从而导致组织细胞缺氧，威胁生命。

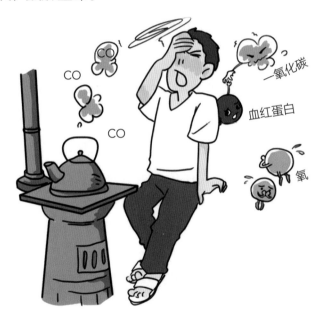

一氧化碳中毒

 误区解读

氧气浓度越高对身体越好

这种说法是错误的。空气中的氧气含量约为 21%，在正常情况下已经满足了正常人的呼吸需求。有人会问，如果生病了是不是就应该多吸氧甚至吸高浓度氧呢？其实，在非必要的情况下吸高浓度氧会导致肺损伤，例如慢性阻塞性肺疾病的患者，他们长期处于缺氧状态，如果此时吸入高浓度的氧气会抑制呼吸中枢，体内的二氧化碳不能排出体外，导致病情加重；但对于呼吸功能严重受损的患者来说，严重的缺氧可能会危及生命，进一步提高氧气浓度可以维持其生命体征，给患者的治疗创造更大的空间。因此，空气中氧气含量完全能满足普通人的生理需求，有肺部疾病的患者，需要根据医生的判断选择合适的氧疗方式。

胸式呼吸与腹式呼吸有何区别

有段时间，王女士一直居家办公，整天宅在家里，半年下来，整个人从头到脚胖了五千克，照镜子的时候，自己都觉得难以置信。王女士以前也是个"骨感美女"，怎么吃都长不胖，然而现在穿衣不好看，导致她无比自卑。自从长胖以后，周围有很多朋友给她安利形形色色的减脂方法，其中有一种训练方法，叫"腹式呼吸"，躺着"喘气"就能瘦，既不用出汗受累，又能减脂塑形瘦肚子，真的有这么神奇吗？

 小课堂

1. 人是如何呼吸的

肺是人体的主要呼吸器官，会随着呼吸收缩和扩张。肺在胸腔

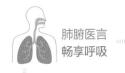
内，胸腔和腹腔由一块膜状的肌肉隔开，这块肌肉叫横膈膜。

吸进空气时，外肋间肌收缩使肋骨向上提，胸廓前后距离和两侧宽度增加，横膈膜收缩下降，造成胸腔容积增加，肺脏扩张产生负压，外部气体（正压）自然顺畅吸入，使空气轻易进入肺泡。呼出空气时，外肋间肌松弛、内肋间肌收缩，肋骨因此下降，胸廓前后距离和左右宽度缩小，横膈膜上升，造成胸腔容积缩小，压缩肺脏，与外界相对为正压，所以空气被挤压出去。

2. 什么是胸式呼吸和腹式呼吸

胸式呼吸是以肋骨和胸骨活动为主的呼吸运动。肺会随着呼吸收缩和扩张，胸腔也会跟着收缩和扩张。该呼吸模式下，由于一次吸入的空气量比较少，不能把肺完全撑开，从身体表面看就只能看到胸部的起伏，所以称为胸式呼吸。胸式呼吸主要靠肋间肌肉收缩松弛，大多数女性以胸式呼吸为主。

腹式呼吸时，由于单次吸入的空气量比较多，会把肺完全撑开，完全撑开的肺会向下压横膈膜，把横膈膜向腹腔内压，这样腹腔内的脏器就会受到轻柔地挤压。从身体表面看，腹部会跟着呼吸收缩扩张，所以称为腹式呼吸。腹式呼吸以横膈膜收缩和放松为主，大多数男性采用腹式呼吸。

 知识扩展 ////

1. 腹式呼吸真的能帮助减肥与瘦身吗

答案是：能！由于长时间处于久坐少动的状态，腹部内脏脂肪堆积，出现小肚腩，腹横肌功能减退松弛，内脏下垂，腹部向外扩张，从而引起视觉上腹部肥胖的感觉。因此，锻炼位于肚子深层肌肉的腹横肌，可以消除小肚腩，紧致小腹。腹横肌是腹部最深层的肌肉。它的肌纤维以水平方向分布，像一条皮带一样横跨在我们的腰腹，位于腹直肌的后面，包绕在胃的周围。它的主要功能是：收缩时，起到维持腹压、稳定核心的作用，增加腹内压以协助排便、分娩、呕吐和咳嗽，还能使脊柱前屈、侧屈和旋转。此外，它有"解剖承重带"的绰号，抬举重物时，强有力、功能良好的腹横肌就像一条"宽腰带"，能防止腰椎受伤。

2. 腹式呼吸该如何练习

练习的方式很简单，可以采用坐位或者仰卧位，放松全身。用一只手压着肚子，吸气的时候肚子用力，最大限度地鼓起腹部，能感觉手被腹部推开。吐气的时候最大限度地收缩腹部，手跟着腹部下降。呼吸的时候要深长而缓慢地呼吸，可以鼻吸气，口吐气。

答案：1. D；2. C；3. ×

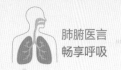
健康知识小擂台

单选题：

1. 上呼吸道指的是（　　）

　　A. 鼻至主气管　　　　　　B. 喉至支气管

　　C. 鼻和咽　　　　　　　　D. 鼻、咽和喉

2. 人体需要从空气中摄取的气体是（　　）

　　A. 二氧化碳

　　B. 氮气

　　C. 氧气

　　D. 一氧化碳

判断题：

3. 胸式呼吸能帮助瘦身。（　　）

呼吸系统基础
知识自测题

（答案见上页）

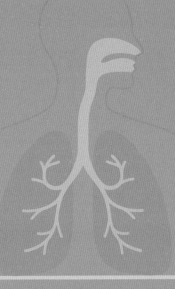

呼吸系统疾病
危险因素

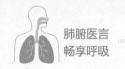
任何疾病都有发生、发展的过程，呼吸系统疾病作为我国常见病和多发病，及早关注、预防疾病格外重要。一想到呼吸系统疾病的危险因素，大众首先想到的一定是"吸烟"二字，不可否认，烟草的使用，对人体健康带来了巨大的危害，但除了烟草，日常生活中常常会接触到的厨房油烟、雾霾也是罪魁祸首。本部分将围绕影响呼吸系统疾病的危险因素进行逐一讲解，帮助各位读者正确认识并远离危险因素，做好呼吸系统疾病的预防措施。

吸烟及二手烟对身体有哪些危害

张先生，45 岁，吸烟 30 年，每日 2 包，因咳嗽、咳痰、咯血来医院就诊，行胸部 CT 提示"左肺门处 5 厘米 × 4 厘米大小的包块，双肺多发结节"，最终诊断为"小细胞肺癌伴双肺多发转移"。他回忆道，年少时觉得电影里英雄吸着香烟的样子很酷，于是模仿开始吸烟，刚开始只是偶尔吸着玩儿，后面慢慢上瘾，并且瘾越来越大。曾经也想过要戒烟，但尝试了几次均失败。他生病后告诫身边吸烟的朋友："你们早点儿戒烟吧！我现在后悔已经来不及了！"

 小课堂

1. 吸烟对健康有哪些危害

吸烟危害健康已是不争的医学结论。烟草燃烧后产生的烟草烟雾化学成分复杂，含有上千种化学成分，其中包括 69 种已知的致癌物（如苯并芘等稠环芳烃类、N-亚硝基胺类、芳香胺类、甲醛等），可对呼吸系统造成危害的有害气体（如一氧化碳、一氧化氮、硫化氢及氨等），以及具有强成瘾性的尼古丁。

吸烟会增加多种疾病的发病风险，主要包括：①呼吸系统疾病，包括慢性阻塞性肺疾病、支气管哮喘、间质性肺疾病等；②恶性肿瘤，包括肺癌、口腔和口咽部恶性肿瘤、喉癌、食管癌等；③心脑血管疾病，包括冠状动脉粥样硬化性心脏病（简称"冠心病"）、脑卒中、高血压等；④糖尿病。此外，吸烟还可以导致生殖和发育异常、消化性溃疡等多种疾病。

2. 什么是二手烟，什么是三手烟

吸烟者除自己吸入烟草烟雾外，还会向空气中播散烟雾，形成二手烟。世界卫生组织将二手烟定义为"由卷烟或其他烟草产品燃烧端释放出的及由吸烟者呼出的烟草烟雾所形成的混合烟雾"。吸入或接触二手烟，称为二手烟暴露。三手烟又称残留烟雾，是吸烟后残留在物体表面的以及灰尘中的烟雾污染物。

二手烟和三手烟普遍存在，严重影响公众健康。不吸烟者暴露于二手烟和三手烟环境中，同样会增加多种吸烟相关疾病的发病风险，包括呼吸系统疾病、恶性肿瘤和心脑血管疾病等。二手烟和三手烟暴露对孕妇及儿童健康造成的危害尤为严重。孕妇暴露于二手烟或三手烟环境中可以导致胎儿生长受限、流产或早产、先天性疾病等。儿童暴露于二手烟或三手烟中可以导致呼吸道感染、支气管哮喘、多种儿童癌症等。

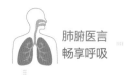

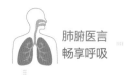

肺腑医言
畅享呼吸

 知识扩展

如何科学戒烟

吸烟可以成瘾，称为烟草依赖。烟草依赖不仅是一种行为习惯，而且是一种高复发性的慢性疾病。戒烟可显著降低吸烟相关疾病的发病与死亡风险。任何年龄戒烟均可获益。早戒比晚戒好，戒比不戒好。与持续吸烟者相比，戒烟者的生存时间更长。吸烟者减少吸烟量并不能降低其发病和死亡风险。

戒烟门诊是吸烟者接受专业化戒烟干预的一种有效途径与方式。医生在帮助吸烟者戒烟时，可以提供科学的戒烟咨询、戒烟劝诫、行为干预以及戒烟药物治疗。目前一线戒烟药物包括尼古丁替代药物（尼古丁咀嚼胶、尼古丁吸入剂、尼古丁贴剂等）、盐酸安非他酮缓释片和酒石酸伐尼克兰。无论采用哪一种方法戒烟，都必须具备坚定的意志和决心，并配合持之以恒的健康生活模式。

 误区解读

低焦油卷烟的危害低于普通焦油含量的卷烟

此说法错误。烟焦油是燃吸烟草制品过程中，烟草在缺氧条件下不完全燃烧的产物，为众多烃类及烃的氧化物、硫化物及氮化物的复杂混合物。近年来，烟草公司纷纷推出"低焦油卷烟"以及后续的"细支烟"以促进消费。

但研究证实，低焦油卷烟并不能降低吸烟对健康的危害，反而容易诱导吸烟，影响吸烟者戒烟。事实上，无论是普通焦油含量卷

016

烟还是低焦油卷烟，只要是烟草制品，在燃烧过程中都会产生大量危害健康的化学物质。此外，使用低焦油卷烟，由于深吸和吸入量增加，导致的危害甚至可能增加。

电子烟对身体有害吗

60 岁的老王是个老烟民，有 30 多年的烟龄。虽然家人、朋友不断劝导，但老王每一次戒烟都以失败告终。最近，喜欢新事物的老王迷上了一个新玩意儿——电子烟。在他看来，电子烟不用点火，肯定没有致癌物质挥发，减少了对呼吸道和对周围环境的危害，而且卖电子烟的人说，抽电子烟不会上瘾，在年轻人中特别流行，这不正好解决了戒烟难的问题吗？然而，老王的家人还是很担心，这个"时尚"的电子烟，真的对身体没有危害吗？

 小课堂

1. **什么是电子烟**

电子烟是一种模仿传统香烟的电子产品，主要由电子汽化系统和电子烟液组成。电子烟液经过高温加热后产生气溶胶蒸气，吸烟者再像抽卷烟一样把气溶胶蒸气吸入肺部。电子烟厂家还根据大众喜好，在烟液内添加各种味道的香料，通过加热雾化产生具有特定气味的气溶胶供烟民使用。

2. **电子烟的成分和传统香烟有何不同**

传统香烟主要含有烟叶和调味剂、防腐剂等添加剂，而大多数

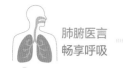
电子烟液主要由尼古丁、调味剂和溶剂组成。传统香烟燃烧时产生的有害化学物质大部分来自烟叶。虽然电子烟液中不含烟叶，但其使用的两种最常见的溶剂——丙二醇和甘油（常用食品添加剂），同烟雾吸入时可能刺激气道，甚至滞留在支气管黏膜中，造成不可预估的影响。同样，电子烟液常用的调味剂如乙醛类、苯甲醇、萜烯类、吡嗪类、薄荷醇、甜味剂等，虽然是常用的食品添加剂，但目前还没有研究表明它们作为气雾剂吸入是安全的。这些经加热的溶剂和调味剂还可能产生有毒副产品，如大家熟悉的甲醛。此外，电子烟设备核心如发热丝和导油棉的反复加热会导致镍、铜、铁和其他金属离子溶入气溶胶，因此，电子烟设备本身也会污染电子烟液。

 知识扩展 /////

电子烟会导致哪些疾病

《中国吸烟危害健康报告 2020》明确指出，有充分证据表明电子烟会对健康产生危害。首先，电子烟的使用可能与多种肺部和心血管疾病相关，包括哮喘和过敏性肺炎（一种肺部过敏反应）；电子烟还可能导致电子烟相关肺损伤，其症状包括呼吸困难、咳嗽、胸痛、恶心、腹痛、发热等，这可能与电子烟的成分之一维生素 E 醋酸酯（一种维生素 E 的合成形式）经高温降解后释放的毒性物质相关；使用电子烟还会削弱肺部的免疫防御能力，增加流感病毒等病原体感染的风险。除了肺部疾病，在抽吸电子烟时，一些电子烟液中的糖分会引起牙釉质损害，减少唾液分泌，可能改变口腔的微生物组成，导致蛀牙的发生。此外，有研究发现，醛类和调味剂等电子烟液成分可能会导致眼部血流减少，引起炎症、视力恶化等问题。吸电子烟与吸传统香烟会对人体造成相似程度的基因损伤，这种基因变化可能是癌症的先兆，其中甜味和薄荷味的电子烟液造成的伤害似乎最大。值得关注的是，青少年接触尼古丁会对大脑发育造成长期不良后果，导致学习障碍和焦虑等。

 误区解读

电子烟不上瘾并可以帮助戒烟

这种说法是错误的。大多数电子烟液也含不同水平的尼古丁，也就是导致香烟成瘾的主要成分。电子烟的尼古丁浓度可达到一根传统香烟尼古丁浓度的 3 ~ 6 倍。相比传统香烟的烟草烟雾，电子烟在感官上对呼吸道的刺激性更小；同时，电子烟添加了多种香料和调味剂遮掩尼古丁，其气味新奇、口味众多，加上外观常伪装成新潮玩具来销售，看起来精致又有趣，令很多年轻人甚至老烟民放下心理戒备，反而不知不觉吸入了更多的尼古丁。目前，电子烟作为戒烟辅助产品是否有效尚无确切的科学证据。

厨房油烟对身体有哪些危害

刘阿姨是家里 30 年来的"掌勺人"，倒油、翻炒、炝锅一系列动作一气呵成，成就了一道道大餐。在刘阿姨看来，厨房里面蒸腾的油烟是食物美味的象征。但最近刘阿姨因为频繁

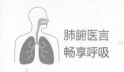

咳嗽、咯血住院，经过一系列检查确诊为肺癌。刘阿姨百思不得其解，自己从不抽烟，平时也很喜欢锻炼身体，怎么会得肺癌呢？医生告诉她，长期接触厨房油烟可能是她患肺癌的最大原因，这是真的吗？

 小课堂 ● ● ● ● ● ● ● ● ● ● ● ● ●

1. 厨房油烟有哪些成分

食物在高温烹调下，会产生大量的热氧化分解产物，变成烟雾散到空气中，也就是常说的油烟。油烟的主要成分包括颗粒物和挥发性有机物。烹饪油烟中最主要的颗粒物就是大家熟知的$PM_{2.5}$，约占颗粒物的70%以上。这些颗粒物能在空气中悬浮较长时间，并被吸入人体内，而炒炸等烹饪方式产生的$PM_{2.5}$，可以达到重度空气污染的数倍。第二类挥发性有机物主要成分，包括多环芳烃、脂肪烃族、黄酮类、酮类等烃类物质和含氧有机物，这些物质也是雾霾和臭氧的重要前体物之一，具有致癌、致畸和致突变的作用。

2. 厨房油烟的危害

厨房油烟被吸入呼吸道后，首先会对鼻、眼、咽喉黏膜产生较强的刺激性，尤其当食用油温达到250℃时，生成的丙烯醛具有强烈的辛辣味，可引起鼻炎、咽喉炎、气管炎等疾病，以及食欲减退、精神不振、疲乏无力等症状。个人长期接触厨房油烟还会明显增加肺结节和肺癌的发生风险。《中华医学会肺癌临床诊疗指南（2023版）》明确指出，我国女性非吸烟人群由于常年承担家庭烹饪工作，不注重防护，发生肺癌的比例远高于西方人群。同时，长期接触有害气体和颗粒物也是导致慢性阻塞性肺疾病的高危因素，这主要与厨房油烟中的 $PM_{2.5}$、PM_{10} 水平升高有关。此外，油烟长期附着在皮肤上，会使皮肤变得暗沉、粗糙，皮肤更容易衰老、长斑。

知识扩展

如何改善厨房油烟环境

降低厨房油烟污染需要从两方面做起：减少油烟产生和加快油烟清除。

蒸、煮、炖、凉拌的烹饪方式，较煎、炸、炒可以明显减少油烟生成；炒菜时注意降低油温，千万不要等冒烟再放菜，更不要反复用使用过的油；当然，选用品质较好的食用油也可以有效减少油烟产生。

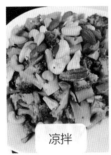
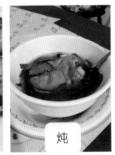
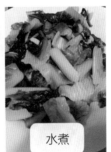

凉拌　　炖　　水煮

更加健康的烹饪方式

此外，不论是煎、炸、炒，还是煮、蒸、炖，都要打开油烟机，同时打开门窗，使空气充分流通，因为抽油烟机的功能不仅仅是抽走烹饪油烟，还可以消除燃气污染，包括点火、熄火时泄漏的

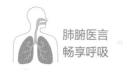
燃气；抽油烟机的开关时间也很重要，要早开晚关，做菜时提前打开油烟机，可以提高抽油烟的效率，而关火后让油烟机继续运转 3～5 分钟，有利于残留的有害气体排出；最后，抽油烟机一定要定期清洗，当抽风力变小、油杯已满时，表明抽油烟机需要清洁了，一般抽油烟机的使用寿命在 10 年以上，具体可以根据各型号的产品说明调整更换时间。

减少厨房油烟的
方法

 误区解读

戴上防油烟面罩炒菜就能避免油烟危害

这种说法是错误的。现在市面上出售的防油烟面罩，多是戴在头上的一块塑料挡板，虽然能一定程度上防止油溅，但油烟仍然会通过周围的缝隙接触皮肤、被口鼻吸入。因此，如果厨房产生的油烟较大，最有效的保护方式是烹饪时佩戴合适的口罩。在厨房场景中，建议大家（尤其是厨师）合理、适度使用 KP 类（如我国国家标准 KP95 和美国国家标准 P95）口罩。此外，市面上还有一些其他口罩，油性颗粒物的过滤率可达 80% 以上。我们平时熟悉的一次性普通口罩和一次性医用外科口罩，面对油烟时并不能发挥理想作用；而我国国家标准 KN95 和美国国家标准 N95 口罩主要针对非油性颗粒，如病毒、细菌、雾霾、花粉等，对油性颗粒的过滤效果并不好。

雾霾对身体有哪些危害

最近呼吸科李医生发现，一到雾霾天，就有不少胸闷气喘的患者登门就诊。这不，小刘一大早就来就诊，诉说自己一到雾霾天就气喘，怀疑自己得了哮喘。于是李医生给他做了一些检查，发现小刘并无相关疾病。李医生判断这和小刘自身情绪紧张有关。当下空气质量已成广大市民关注的焦点，雾霾天气不仅让人呼吸困难，更叫人精神紧张。那么到底什么是雾霾，雾霾有哪些危害，我们又该如何应对呢？

 小课堂

1. 什么是雾霾

雾霾是气象科学中的一种天气现象，是雾和霾的总称。在水汽充足（相对湿度达到 90% 及以上）、微风及大气稳定的情况下，空气中的水汽凝结成细微的水滴悬浮于空中，就形成了雾，使地面水平的能见度下降。霾是悬浮在大气中的颗粒物、盐粒、烟粒的集合体，它可以使空气浑浊，水平能见度下降到 10 千米以内的一种天气现象。

2. 雾霾对身体有哪些危害

雾霾主要由二氧化硫、氮氧化物以及可吸入颗粒物这三项组成，前两者为气态污染物，后者颗粒物是加重雾霾天气污染的罪魁祸首。

雾霾中的可吸入颗粒物直径非常小，容易进入人体呼吸道，破

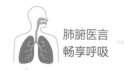
坏呼吸道的防御机能，使肺功能受到损害，引起咳嗽、咳痰、慢性支气管炎、肺气肿等疾病，诱发或加重炎症，还会引起儿童和成人哮喘的发生和症状的加重。如果接触的有毒有害物质多、时间长，有可能导致肺癌的发生。

进入呼吸道的部分大气颗粒物会刺激肺内迷走神经，造成自主神经系统紊乱而波及心脏，引发心脏毒害，如心率变异性改变、心肌缺血、心肌梗死、心律失常、动脉粥样硬化等。同时也能够引起血液系统毒性，它可以造成凝血异常，使体内血黏稠度增高，是发生血管意外的潜在隐患。

研究显示，雾霾对人的健康危害复杂而多样，甚至有些危害效应到现在还没有被人类完全认识。

知识扩展

如何应对雾霾天气

尽量减少外出，这是应对雾霾最主要的方式。尤其是老年人、儿童及患有呼吸系统疾病的易感人群，在雾霾天气要不外出或者减少外出。有户外锻炼习惯的人群建议避开雾霾的高峰时间，错峰锻炼。锻炼的时间最好选择上午到傍晚前的空气质量好、能见度高的时段进行，地点以树多草多的地方为好，并适当减少运动量与运动强度。

必须外出时，应做好防护措施，如佩戴口罩，以防止吸入有害物质；外出归来后，要及时更换外套，并及时清洗面部及裸露肌肤。特殊人群，如儿童、孕妇及老年人，建议在专业医师的指导下选择合适的防护产品佩戴。

注意饮食健康。关注自身日常饮食，坚持做到食品种类多样，营养搭配合理，多吃富含维生素的食物，如新鲜的水果、蔬菜等，少吃刺激性食物，必要时补充维生素 D 等。

居室、办公室等场所要合理开窗。在雾霾天气或空气污染较为严重的时候不要开窗通风，避开雾霾高浓度时间、错时开窗通风。增加室内清洁次数，也可以在室内增加绿植（如绿萝、万年青、虎尾兰等），因为观叶类植物有一定净化室内空气的功效；室内可以选用具有净化细微颗粒物功能的空气净化器，对清除室内空气污染也有较好的效果。

雾霾天气时，
我们应该怎么做

 误区解读

1. 普通口罩就可以防雾霾

目前市场上销售的口罩种类很多，但棉布口罩、纱布口罩、一次性普通口罩、一次性活性炭口罩、一次性医用外科口罩都不能对雾霾进行有效防护，只有经过正规专业质检流程的、能对细颗粒物 $PM_{2.5}$ 过滤达到 90% 甚至以上的口罩才能用来防霾。

2. 雾霾天必须关门闭窗

这个观点不完全正确。通风换气是有效且简便地净化室内空气的方法。在严重雾霾天气时，应当关窗，通过空气净化、加湿等方法来提高室内空气质量。当然，在雾霾天气，也不是一天 24 小时都必须关门闭窗。一般来说，空气污染高峰一般在日出前后和傍晚，在这两个时段应该关窗；上午 10:00 和下午 3:00 前后是两个相对清

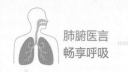
洁的时段，此时可以开窗；起风了，大气颗粒物有可能被吹散，可以开窗；下雨天，雨水会冲洗大气颗粒物，也可以开窗。

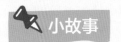 **小故事** **伦敦烟雾事件**

1952 年 12 月 5 日—9 日，伦敦上空受高压系统控制，大量燃煤取暖排出的废气难以扩散，积聚在城市上空。伦敦城被迷雾笼罩，直到 12 月 10 日，强劲的西风吹散了笼罩在伦敦上空的烟雾。当时，伦敦空气中的污染物浓度持续上升，许多人出现胸闷、窒息等不适感，发病率和死亡率急剧增加。在大雾持续的 5 天时间里，据官方统计，丧生者达 5 000 多人，在大雾过去之后的 2 个月内有 8 000 多人相继死亡。此次事件与雾霾的关系密切，被称为"伦敦烟雾事件"，成为 20 世纪十大环境公害事件之一。

哮喘患者可以养宠物吗

丽丽是一位幸福的宝妈，但最近因为一个问题苦恼不已。她 6 岁的大宝近期频繁咳嗽、喘息，虽然看了很多医生，却未见好转。最终，儿童医院的诊断结果揭示了问题的答案：孩子患有支气管哮喘。

她听说，哮喘患者好像不适合养宠物，尤其是会掉毛的宠物。这让她犯了难，是否要将家中养了十年的可爱猫猫送走呢？哮喘患者真的不能养宠物吗？

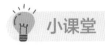 小课堂

1. 什么是哮喘

支气管哮喘是一种常见的呼吸系统慢性疾病，以慢性气道炎症和气道高反应性为特征，常导致反复喘息、咳嗽、气促和胸闷等症状，往往在夜间或清晨时发作或加剧。可以通过以下几点来评估。

症状：患者反复出现咳嗽、喘息、气促和胸闷等症状，这些症状可能与接触变应原、冷空气、物理化学刺激、呼吸道感染、运动和过度通气等因素有关，在夜间或清晨时更容易发作或加重。

体征：发作时，听诊肺部可闻及呼气为主的散在或弥漫的哮鸣音。

治疗反应：使用吸入性糖皮质激素（ICS）等抗哮喘药物治疗可缓解症状，部分患者脱离刺激因素能自行改善。

除外其他疾病：需要排除其他可能引起这些症状的疾病如呼吸道感染、气道异物等。

对于一些临床表现不典型的患者，还需通过肺通气功能检查、支气管舒张试验、支气管激发试验等方法来辅助诊断。

2. 哮喘和养宠物有什么关系

哮喘患者是否适合养宠物呢？要回答这个问题，必须搞清楚宠物是否能诱发哮喘。宠物的皮毛、分泌物等可作为变应原进入呼吸道，诱发部分哮喘患者出现症状发作和加重。

避免变应原暴露是控制哮喘的重要措施。所以，哮喘患者在选择养宠物时需要谨慎，需要结合自身情况，进行变应原检查，了解是否对特定动物过敏。如果患者饲养的宠物未导致哮喘症状，即患

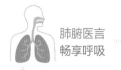

者对宠物不过敏，是可以养宠物的。

 知识扩展

1. 什么是变应原

变应原又称过敏原。在正常的情况下，人体会产生抗体用来保护身体不受疾病的侵害，但过敏体质会将正常无害的物质误认为是有害的东西，并对这类物质产生过强反应，导致组织损伤，产生轻重不等的危害。导致这种反应的物质就是变应原。生活中常见的变应原包括尘螨、花粉、霉菌、动物皮毛等；部分食物也可作为变应原诱发疾病。

2. 怎么查变应原

变应原检查其实是我们常说的过敏原检测。医院里常用的过敏原检测方法包括体内试验和体外试验。体内试验常用皮内试验，原理是将微量变应原皮内注射，测试是否出现过敏反应；体外试验主要是通过外周血检查变应原特异性 IgE 水平。

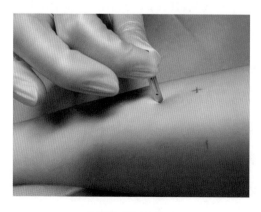

皮肤点刺实验

需要注意的是，过敏原检测阳性提示为致敏状态，但并不等同于患有过敏性疾病，需要医生结合患者临床病史进行科学解读。

 误区解读

得了哮喘就不能运动

这种说法是错误的。诚然，对于哮喘患者，尤其是哮喘未控制者，在运动时相对一般人群更容易发生支气管痉挛；剧烈运动也是哮喘发作的常见诱发因素。但是，越来越多的研究表明，合理规律的运动对哮喘患者的管理有非常重要、积极的作用。合理运动可以改善患者哮喘病情，减少夜间哮喘发作，提高生活质量，促进身心健康。临床医师应充分评估哮喘患者病情，制订科学、个性化的运动处方，循序渐进地达到运动目标。

哪些呼吸系统疾病有遗传倾向

谈到遗传，很多人会有疑问，我们生活中经常听到的哮喘、慢性阻塞性肺疾病、肺炎等疾病，是否会遗传呢？属不属于遗传病呢？

 小课堂

1. **什么是遗传病**

提到遗传，有些人认为两代甚至好几代人都得过的疾病就叫遗

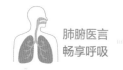

传病，其实不然，比如腹泻、感冒这类常见病，家中老小可能大都中过招，但这肯定不能称为遗传病。遗传病是由于遗传物质改变发生的，经典的遗传性疾病起源于生殖细胞（指卵子和精子），通过生育传给子代，又细分为单基因遗传病、多基因遗传病、染色体病、线粒体遗传病等。多基因遗传病有多对基因改变，在这个基础上需要与环境因素长期作用后才可能生病，且随着年龄的增长发病率逐渐升高，最常见的呼吸系统多基因遗传病是哮喘。单基因遗传病有明确单个基因改变，遗传因素相关性最高，多在出生后不久起病。我们常听到的慢性阻塞性肺疾病、肺部肿瘤等疾病，发病机制中有遗传因素参与，但不具有明确遗传性。

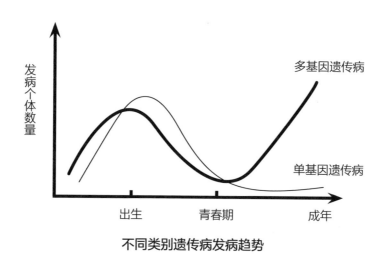

不同类别遗传病发病趋势

2. 哪些呼吸系统疾病有明确遗传性

有明确遗传性的呼吸系统疾病，称为单基因遗传性肺病，是由单个基因变异导致的一系列肺部疾病，遗传方式多为常染色体隐性或显性遗传，也可因基因突变致病，发病时既往不一定有家族史。

根据累及呼吸系统部位不同，分为以下几种。

气道疾病：包括原发性纤毛运动障碍、α1-抗胰蛋白酶缺乏等。

间质性肺疾病：包括先天性肺泡蛋白沉积症、家族性肺纤维化、肺泡微石症等。

肺血管病：包括遗传性出血性毛细血管扩张症、家族性肺动脉高压等。

肺部囊性病变：包括囊性纤维化、伯特-霍格-迪贝综合征等。

肺部结缔组织病：包括马方综合征等。

其他：包括神经性肺病，如新生儿可发病的先天性中枢性低通气综合征；累及肺部的其他疾病，如高免疫球蛋白E综合征、甲基丙二酸血症等。

单基因遗传性肺病属于呼吸系统的疑难杂症，往往症状复杂且不具特异性，容易被误诊、漏诊，若有相应症状及不适，建议及时到正规医院就诊，当诊断难明确时，建议患者长期专科门诊随访。

 知识扩展

呼吸系统相关遗传病症状多样、种类繁多，怎样才能确诊，后续如何治疗

呼吸系统相关遗传病诊断及治疗目前仍是棘手难题，临床诊断需要结合患者的病史、症状体征，有时还需要进行基因检测才能确诊，需根据实际情况选择合适的检测方法，避免不必要的医疗负担。对怀疑基因拷贝数变异的遗传病，可选择荧光原位杂交技术、

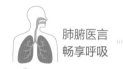
多重连接探针扩增技术、染色体芯片分析技术等进行检测。对于临床表型有特征性、疾病突变基因单一的病例，可选择聚合酶链式反应（PCR）和基因测序。对于症状复杂、基因不明确的遗传病，可选择基因包、全外显子组测序、全基因组测序等二代测序技术进行检测。

目前大部分单基因遗传性肺病治疗缺乏特效药，以对症治疗为主，目的是缓解患者症状，改善预后，降低死亡率。

 误区解读

只有遗传病才做基因检测

不一定，随着科技的进步和时代的发展，仍有很多疾病未被研究清楚，基因检测对这部分疾病的诊断及预防起着重要的作用。

对单基因遗传性肺疾病，基因检测是必须进行的检查，建议及时、尽早完成，明确诊断后制订合理的治疗方案。此外，若家族中直系亲属既往有遗传病或重大疾病，建议完成基因检测，能进一步明确病因，若存在遗传易感性，可在日常生活中有意避免接触致病因素，进行疾病预防；有生育计划时，开展临床遗传咨询。另外，部分基因检测结果还能指导治疗，避免使用对个体无效、有害药物，保证用药安全性，选择最优治疗方案。对部分疑难杂症，基因检测能帮助明确诊断。

总之，当有家族史、考虑遗传病时，基因检测是诊疗中重中之重的一环，但是，切不可将基因检测过度神化，需严格把握指征。

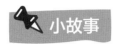 小故事   "舔起来有盐味"的儿童

  囊性纤维化患儿被称为"舔起来有盐味"的儿童，他们在炎热季节很容易脱水和中暑，若将经其汗水打湿的衣衫搭在金属晾衣绳上，甚至能像海水一样腐蚀金属。1595年，莱顿大学某位解剖学教授记录了一名疑似囊性纤维化患者情况："这名可怜小姑娘的心脏漂浮在海绿色的毒液中，她的直接死因是来自体内异常肿胀的胰腺"。1985年，华人科学家徐立之首次将囊性纤维化突变基因定位于7号染色体，并与柯林斯教授合作，在1989年夏天，定位囊性纤维化致病基因。随后，此病的诊断逐步开始明确。

答案：1. D；2. D；3. ×

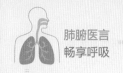
健康知识小擂台

单选题：

1. 电子烟液可产生的有害物质有（　　）

   A. 丙二醇　　　　　　　　B. 甲醛

   C. 镍、铜、铁等金属物质　D. 以上均是

2. 雾霾期间，应该（　　）

   A. 正常外出锻炼

   B. 完全避免一切外出

   C. 必须关门闭窗

   D. 尽量减少外出，必须外出时做好防护措施

判断题：

3. 吸食低焦油卷烟可降低吸烟对健康的危害。（　　）

呼吸系统疾病
危险因素自测题

（答案见上页）

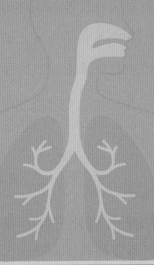

呼吸系统疾病

症状体征

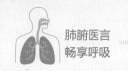
详细的问诊，以及全面的体格检查，是临床医生面对患者采集一手资料的关键，更是诊断疾病的重要基石。以大家最为熟悉的咳嗽为例，背后有大大的学问，不同的小细节可能对应不同的呼吸系统疾病。然而，在临床中，医生们常常发现患者无法准确描述自己患病后的异常感觉或改变。本部分针对咳嗽、咳痰、发热、咯血、呼吸困难、胸痛、杵状指（趾）这几个常见的症状体征进行科普，旨在帮助老百姓更系统全面地了解相关知识。

咳嗽的常见病因有哪些

35 岁的王小虎，不抽烟，爱运动，半年前出现咳嗽，以干咳为主，烟味、香水味和运动都可以诱发咳嗽。而且晚上症状会更重，导致他睡不好觉，严重影响生活质量。他先后在诊所和卫生院用"消炎药"、镇咳药等治疗，咳嗽症状仍然反反复复，这让王小虎非常困扰。最后他去呼吸专科就诊，呼吸科医生仔细询问病史，并完善相关检查之后告诉他，他是咳嗽变异性哮喘，是哮喘的一种特殊类型。给予抗哮喘方案治疗后，王小虎的咳嗽症状明显好转，不再影响他日常的生活和运动。

 小课堂

1. 咳嗽是最常见的呼吸道症状

咳嗽是机体的防御性神经反射，有利于清除呼吸道的分泌物和有害因子，是最常见的呼吸道症状，也是我国社区门诊患者最常见的症状。根据咳嗽发生的病程可分为急性咳嗽、亚急性咳嗽和慢性咳嗽。引起咳嗽的病因非常多，不同类型的咳嗽具有不同的病因分布特点。

2. 急性、亚急性咳嗽的常见病因

急性咳嗽常见原因为普通感冒和急性气管支气管炎，二者多为自限性。而亚急性咳嗽最常见病因为感染后咳嗽，又称感冒后咳嗽，在呼吸道感染急性期结束后，咳嗽症状仍迁延不愈，可持续约3~8周，也常为自限性，多数能够自行缓解。

3. 慢性咳嗽的常见病因

（1）慢性咳嗽的病因更加复杂。部分患者会有明显伴随症状，如喘息、气短、咳痰等，同时有胸部影像学的改变。这一类慢性咳嗽的病因多为慢性阻塞性肺疾病、典型支气管哮喘、支气管扩张、间质性肺疾病、气管支气管结核、支气管肺癌等。

（2）部分患者以咳嗽为主要或唯一症状，且无胸部影像学的异常表现。该类慢性咳嗽病因常见为咳嗽变异性哮喘、上气道咳嗽综合征（曾称"鼻后滴漏综合征"）、嗜酸粒细胞性支气管炎、胃食管反流性咳嗽、变应性咳嗽等。咳嗽变异性哮喘是特殊类型的哮喘，是慢性咳嗽最常见的病因。上气道咳嗽综合征是由鼻部分泌物倒流导致的咳嗽，基础疾病以鼻炎、鼻窦炎或鼻息肉为主。嗜酸粒细胞性支气管炎以气道嗜酸性粒细胞浸润为特征，常合并过敏性鼻炎。胃食管反流性咳嗽是因胃酸等胃内容物反流所致，常伴有反酸、烧心及嗳气等症状。过敏性咳嗽常伴有过敏性疾病或过敏原检测阳性。

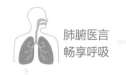

 知识扩展

1. **咳嗽不只与呼吸系统疾病有关**

呼吸系统以外的疾病也可导致咳嗽的发生。心理因素是慢性咳嗽的原因之一，典型表现为专注于某一事物及夜间休息时咳嗽消失，常伴焦虑症状。胸腺瘤、食管囊肿、食管肿瘤等纵隔疾病及心律失常、心功能不全等心血管疾病也可引起咳嗽。另外，颈椎病、外耳道耵聍也是引起咳嗽的病因。

治疗其他系统疾病的一些药物也可以导致咳嗽，最常见为血管紧张素转换酶抑制剂类降压药，停用之后咳嗽症状即可缓解。

2. **不明原因的慢性咳嗽**

多数慢性咳嗽的患者可以得到明确的病因诊断，针对病因治疗后咳嗽症状可缓解。但少部分患者可能在进行全面检查之后仍不能明确病因，称为不明原因的慢性咳嗽，属于难治性慢性咳嗽，是临床上比较棘手的问题。

 误区解读

1. **只要咳嗽就需要止咳**

咳嗽患者都需要止咳吗？当然不是。咳嗽治疗关键在于病因治疗，只有在严重的咳嗽，如剧烈干咳或频繁咳嗽影响休息和睡眠时，可适当使用镇咳药物。对于痰多的患者，咳嗽可辅助排痰，镇咳药物使用需谨慎。

2. "消炎药"可以治疗咳嗽

此说法错误。"我吃了几天'消炎药'，咳嗽还是没有好"，这是呼吸专科医生在接诊咳嗽患者时最常听到的话，"消炎药"多为阿莫西林、头孢类等抗菌药物。咳嗽是抗菌药滥用的"重灾区"，大部分咳嗽患者是不需要使用抗菌药物治疗的，且抗菌药物也不会有治疗效果。抗菌药物的使用有严格的指征，需要在专科医生的指导下使用。

面对发热沉着冷静

近日，刚刚返校两天的大学生小李，出现持续发热的症状，向120急救中心求助。小李说，自己从家乡返校报到前，就因着凉出现发热、咳嗽的症状，体温最高达38.5℃，在诊所输液后体温降低，不料返校后再次出现发热。他感到非常担心，急诊医生一边帮他舒缓情绪，一边进行相关排查。小李反复发热的原因，医生表示是"急性扁桃体炎"所引起，还需要进一步抗炎治疗。那么出现发热，该如何处理，怎样进行自我筛查呢？什么情况需要进行紧急处理呢？

 小课堂

1. 什么是发热

正常人的体温受体温调节中枢调控，使产热和散热过程呈动态平衡，保持体温在相对恒定的范围内。当人体在致热原作用下或各

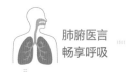
种原因引起体温调节中枢功能障碍时，体温升高超出正常范围，即体温升高超出一天中正常体温波动的上限，称为发热。

临床上按照体温高低将发热分为4类。以口测法为准，37.3～38.0℃为低热，38.1～39.0℃为中度发热，39.1～41.0℃为高热，41.1℃及以上为超高热。

2. 出现发热如何应对

发热是一种临床症状，需要综合判断病因，做到对因治疗，减少反复发热频率。发热时不要盲目服用退热药物，建议先观察一下伴随症状，如果有鼻塞、流涕、咽痛、头痛、肌肉酸痛等症状，考虑是感冒或病毒等引起的，这时候如果体温持续大于38.5℃，或者不适症状比较严重，可酌情选择合适的退热药物。如果发热伴有咳嗽、咳脓痰、呼吸急促、胸痛，或者伴有腹痛、压痛、反跳痛等，又或者伴有昏迷、呼之不应等神经系统症状，要考虑肺部感染、腹腔感染或者中枢神经系统等的感染，需要及时就医，进一步完善检查，由医生诊断，切不可因盲目退热掩盖症状，耽误了治疗时机。

误区解读

1. 发热都是有害的

此说法错误。发热对我们来说并不完全是坏事，发热是人体抵抗疾病的一种重要的生理性防御反应。发热时，血液中的白细胞增多，抗体生成活跃，肝脏的解毒功能增强，物质代谢速度加快，能使人体的抵抗力有所提高。但持续高热可明显增加代谢率，引发过度免疫反应，引起酸碱平衡紊乱、细胞蛋白变性、组织缺氧、多系统损伤，甚至出现意识改变。

2. 发热就是感染

此说法错误。感染性疾病一直是引起发热的最主要病因，但非感染性炎症性疾病、肿瘤性疾病、脑出血、癫痫、血栓栓塞性疾病、中暑等引起的发热也不在少数。切勿一出现发热就盲目使用抗感染药物治疗，这样不仅造成经济上的巨大浪费、病原学检出阳性率的下降，还可能导致药物不良反应、药物热、二重感染、耐药菌产生等情况，对原发病的正确诊断造成干扰。

哪些原因会导致咯血

四天前，小王突然出现痰中带血，呈鲜红色，刚开始以为是牙龈炎，没有给予重视。两天前，小王再次出现咳嗽，痰中仍有鲜红色的血，且血量比之前明显增多，痰中带血的次数也较前增加，小王非常紧张害怕，以为自己得了不治之症、命不久矣，于是立即前往医院就诊。

 小课堂

1. 什么是咯血

咯血是指喉及喉以下呼吸道任何部位的出血，通过咳嗽经口腔排出。

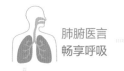

2. 引起咯血的原因是什么

引起咯血的疾病以呼吸系统疾病最为多见，非呼吸系统疾病也可导致咯血。以下是常见的一些引起咯血的呼吸系统疾病。①支气管扩张症：患者幼年时期就可以出现反复的咳嗽、咳痰，可伴有鼻窦炎和上呼吸道咳嗽综合征等相关疾病。典型的症状为慢性咳嗽、咳黄脓痰和反复咯血。②结核病：发热为肺结核最常见的症状，多数为中午及夜间的低热、盗汗。约 1/3～1/2 患者在不同病程有咯血，常见于肺小血管损伤、结核空洞内血管破裂等。③支气管肺癌：部分患者以咯血为首发症状，部分患者在疾病进展过程中出现咯血，甚至出现大咯血。需注意的是，40 岁以上的吸烟者应采取相应检查进行诊断和鉴别诊断。④肺部感染：无论是何种形式的肺部感染均可引起肺部血管破裂，进而出现咯血。此外，肺脓肿可引起大咯血；细菌性肺炎偶尔也会导致大咯血，特别是合并血小板减少症或凝血功能障碍者；在某些特定的地区，寄生虫感染也是常见咯血病因，如肺吸虫病、钩端螺旋体病等。

咯血的常见病因

原因分类	疾病名称
气道疾病	慢性支气管炎、支气管扩张、气管支气管结核、支气管结石、原发性支气管癌、良性支气管肿瘤、气道异物、支气管溃疡、支气管囊肿、外伤性支气管断裂等
肺源性疾病	肺炎、肺结核、肺脓肿、肺真菌病、肺癌及恶性肿瘤肺转移、寄生虫病(肺阿米巴病、肺吸虫病、肺棘球蚴病)、尘肺、肺囊肿、肺梅毒、肺含铁血黄素沉着症、肺泡蛋白沉着症等
心、肺血管疾病	心脏瓣膜病、肺梗死、肺动脉高压、单侧肺动脉发育不全、肺动静脉瘘、肺隔离症、先天性心脏病(房间隔缺损和动脉导管未闭)、心力衰竭

续表

原因分类	疾病名称
结缔组织病和血管炎	系统性红斑狼疮、抗中性粒细胞胞浆抗体相关性肺小血管炎、结节性多动脉炎、白塞综合征、干燥综合征、肺出血肾炎综合征
血液系统疾病	血小板减少性紫斑、白血病、血友病、凝血障碍及弥散性血管内凝血等
全身性疾病	急性传染病(流行性出血热、肺出血型钩端螺旋体病)、其他(子宫内膜异位症、特发性咯血等)
药物和毒物相关性咯血	抗甲状腺药物、抗凝药物、抗血小板药、非甾体抗炎药物及误服灭鼠药物等
有创性检查和治疗	经皮穿刺肺活检术、经支气管镜肺活检术、介入治疗,如射频消融治疗、应用血管内皮生长因子抑制剂治疗肺癌时

来源:《咯血诊治专家共识》

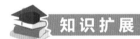 **知识扩展**

咯血会危及生命吗

咯血发生窒息、危及生命通常与下列因素有关。①单次咯血量:通常24小时内咯血量大于500毫升或1次咯血量100毫升以上为大量咯血,100~500毫升为中等量咯血,小于100毫升为小量咯血;②咯血时情绪高度紧张、焦虑、恐惧,不敢咳嗽;③反复咯血,咽喉部受血液刺激,加上情绪高度紧张,容易引起支气管痉挛,血液凝块淤积在气管、支气管内,堵塞呼吸道;④长期慢性咯血导致混合性感染,慢性纤维空洞性肺结核以及毁损肺会导致呼吸功能衰竭;⑤不合理应用镇咳药物抑制了咳嗽反射;⑥老年、体弱致咳嗽反射减弱;⑦反复咯血的患者,当其处于休克状态再次咯血时,虽然咯血量不大,因无力将血咳出,容易造成窒息死亡;⑧咯

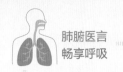

血最严重的并发症是气道阻塞窒息，其次还有肺不张、失血性休克、感染播散和继发性感染等。

 误区解读

从口腔排出血都是咯血吗

当然不是。对于咯血，应当注意鼻部和口咽部疾病引起的出血，还应当除外呕血。

咯血与呕血的区别

鉴别要点	咯血	呕血
出血方式	咳出	呕出
颜色	泡沫状,色鲜红	无泡沫,呈暗红色或棕色
混杂内容物	常混有痰	常有食物及胃液
酸碱度	呈碱性反应	呈酸性反应或碱性反应
基础疾病	有肺或心脏病病史	有胃病或肝硬化病史
出血前兆	咯血前喉部瘙痒、胸闷、咳嗽	呕血前常上腹不适及恶心
出血后血便	除非经咽下，否则无血便改变	粪便带黑色或呈柏油状

来源:《咯血诊治专家共识》

哪些原因会导致呼吸困难

刘大爷今年68岁了，每天早睡早起、游泳跑步、泡茶养生，身体一直十分健康，但就是喜欢抽烟，而且烟龄高达40年。刘大爷的女儿一直劝他戒烟，但刘大爷总是不放在心上。最近几年冬天，刘大爷渐渐觉得晨跑的时候体力下降，开始没有引起重视，直到去年冬天爬山，刘大爷喘得特别厉害，家里人也发现他体力远不如从前，于是便带他去医院进行全身体检。

 小课堂

1. 什么是呼吸困难

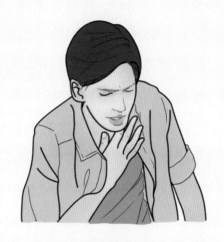

呼吸困难

目前呼吸困难是社会常见的健康问题，随着年龄的增长和一些不良生活习惯的养成，呼吸困难发生概率逐渐升高。呼吸困难有多种表现形式，最常见的描述为"气不够用""喘得慌""气短""气急""憋气""呼吸费力"，还有一些不常见的描述，如"胸闷""心前区压迫感"等。所以，当我们平静呼吸时感到十分费力和不舒服，觉得空气完全不够用时，就说明我们出现了呼吸困难。此时还可以出现一些标志性表现，如张口呼吸、鼻翼扇动、端坐呼吸等，

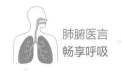
此时呼吸频率、深度、节律都会产生异常，更严重的患者可观察到缺氧体征，如皮肤黏膜青紫、意识丧失等。除此之外，出现严重呼吸困难的患者可能会有以下伴随症状：四肢乏力、胸痛、咳嗽咳痰、头晕、视力模糊等，若出现以上复杂症状，提示我们需要引起足够重视，及时就医。

2. 呼吸困难病因有哪些

通常一提到呼吸困难，我们会联想到肺部疾病，但是呼吸困难的病因有很多，涉及呼吸、循环、神经、血液、精神等多个系统，常见于以下几种情况：①肺部疾病，如慢性阻塞性肺疾病、支气管哮喘、胸腔积液、肺栓塞等，它们会直接影响呼吸道，导致呼吸困难；②心脏疾病，如冠心病、心脏瓣膜病、先天性心脏病、高血压心脏病等，这些疾病后期所致的心力衰竭会间接导致呼吸困难；③中毒，如糖尿病酮症酸中毒、药物和化学制品中毒，它们可以直接抑制或者通过一些中间产物间接抑制呼吸中枢；④神经精神疾病，如脑出血、脑肿瘤等颅脑疾病和焦虑症、癔症等精神因素，导致呼吸中枢异常；⑤血液系统疾病，常见于重度贫血、高铁血红蛋白血症等，这些情况导致血氧含量降低，从而导致呼吸困难。鉴于呼吸困难病因复杂，因此当我们感受到呼吸不畅和身体不适时，即使没有肺部基础疾病也要去做一些相关检查，排除其他系统疾病。

 知识扩展

1. 如果突然发生呼吸困难，应该如何处理

当我们遇到周围人呼吸困难时，应该保持冷静，虽然严重时他

们通常无法正常沟通交流，但是他们此时最需要的是足够的氧气，所以我们首先检查一下他的呼吸道是否通畅，为他清理鼻腔和口腔的分泌物和异物，同时辅助其保持半卧位或者坐位，这样可以保证患者吸入大量空气。除此之外，应该尽量使患者呼吸到新鲜空气，所以保证周围空气流通，不要在密闭环境或者过多人员聚集的环境滞留。若该患者有引起呼吸困难的基础疾病，如支气管哮喘，应当立刻给予其平常使用的必需药物。若家中有吸氧条件，立即给患者吸氧。若患者情况并无好转，应该在继续实施以上措施的同时，拨打"120"，送入医院进行进一步救治。值得注意的是，如果在我们采取紧急措施后患者情况好转，有基础疾病的患者应该去医院复诊，以维持不发作状态；若以往没有基础疾病，也应就诊寻找病因，避免再次发生。

2. 如何预防呼吸困难

呼吸困难常发生于有基础疾病的患者，此类人群应遵医嘱治疗，同时定期复查，平常注意保持周围环境干净、避免感冒，以免加重病情；如果还患有非肺部疾病，如糖尿病、高血压、慢性心脏病等，应规律治疗，及时监测各项指标，避免发生呼吸困难相关并发症。而对于健康人群来讲，首先应该养成良好的生活习惯，戒烟戒酒，定期体检，防患于未然。若既往身体健康突然出现呼吸困难等相关不适，应及时就医，秉承"早发现、早诊断、早治疗"的原则，将疾病扼杀在源头。

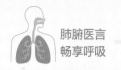
小故事　　苏辙与《次韵子由病酒肺疾发》

唐宋八大家之一苏辙，在一年中秋大醉一场后，感觉肺都要炸裂了，他的哥哥苏轼在《次韵子由病酒肺疾发》中描述到当时的场景："忆子少年时，肺喘疲坐卧。喊呀或终日，势若风雨过。虚阳作浮涨，客冷仍下堕。妻孥恐怅望，脍炙不登坐……"由此可见，苏辙酒后肺疾发作，出现胸闷、咳嗽、呼吸不畅等症状。而苏轼常常劝导弟弟不要拼命喝酒，好好养病。因此后来人猜测，苏辙可能患有先天性哮喘，并且经常发作于大量饮酒后，这也告诉我们应该养成良好的生活习惯，对于有基础疾病的患者，更应该谨遵医嘱，以防疾病加重进而发生呼吸困难。

哪些胸痛是可致命的，必须马上就医

"胸口有点闷""胸口有点痛"。日常生活中，我们时常会听到身边的亲朋这样说。生活中许多人都有过"胸痛"的经历，有的像针扎，持续时间短，疼痛轻；有的则像石头压在胸前，喘不上来气，十分难受。胸痛的原因复杂多样，涉及心脏、血管、食管、呼吸等器官和系统。不完全统计数据显示，有30多种疾病会引发胸痛，如果忽视了致命的胸痛，可能会危及生命！

小课堂

哪些胸痛可致命，需马上就医

胸痛是指位于胸前区的不适感，包括闷痛、针刺痛、烧灼感、紧缩感、压榨感等，有时可放射至肩、背等部位，表现为酸胀、麻木或沉重感等。

导致胸痛的原因多种多样，大致可以分为四类：心血管疾病、呼吸系统疾病、纵隔疾病、胸壁疾病。其中有四种非常凶险：急性心肌梗死、主动脉夹层、急性肺栓塞、张力性气胸，也被称为胸痛四大急症。这四种疾病误诊率、死亡率都非常高。

急性心肌梗死：表现为突发剧烈胸痛、大量出汗、胸闷气短、濒死及恐惧感等症状，口含硝酸甘油或速效救心丸仍无缓解。

主动脉夹层：通常会突然出现难以忍受的胸部撕裂样疼痛，疼痛可从胸部延伸到背部、腹部甚至盆腔及下肢，从而有相应的背痛、腹痛、下肢痛或瘫痪；疼痛程度难以忍受，可伴有烦躁、面色苍白、四肢厥冷、休克等表现。多伴有血压明显升高且双侧血压常不对称。

急性肺栓塞：常见症状是不明原因的呼吸困难及气促，活动后明显，胸痛、晕厥、烦躁不安、咯血等。

张力性气胸：主要表现为胸痛、呼吸严重或极度困难、烦躁不安、意识障碍甚至休克。

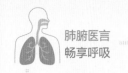
 知识扩展

有人发生急性胸痛，如何急救

①第一时间拨打急救电话。②立即停止一切活动。嘱咐患者尽可能平躺，不要自行走动、捶胸。③勿乱服用药物。在未排除主动脉夹层的情况下，患者不要自行服用阿司匹林等药物，否则可能导致致命性大出血。冠心病患者可舌下含服硝酸甘油。④随时准备心肺复苏。如发现患者意识丧失、颜面苍白、全身发绀等表现，先拍肩，呼之不应，观察胸壁有无呼吸起伏，感觉不到患者呼气，摸不到颈动脉搏动等即提示心搏骤停，应及时呼叫救援，进行心肺复苏。

 误区解读

心绞痛发作时只用含服速效救心丸，无需担心

此说法错误。当发生心绞痛时，若做简单处理仍不能缓解，需立即就医。

杵状指（趾）是什么原因引起的

老张是个老烟民，最近发现自己手指尖变得越来越粗，听小区里的老李说，"手指变粗是肺癌的表现"。老张心里十分焦虑，自己是不是吸烟过多得了肺癌？手指都变粗了是不是肺癌已经到晚期了？

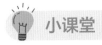 小课堂

1. 什么是杵状指（趾）

杵状指（趾）为手指或足趾末端呈球样均匀膨大，指（趾）甲从根部到末端呈拱形隆起，外形类似鼓槌，也称为槌状指（趾）。杵状指（趾）多为双侧对称，一般不伴有疼痛、手指（趾）活动障碍，易被忽视。

杵状指（趾）常见于呼吸系统疾病和心血管疾病，如肺癌、支气管扩张、特发性肺纤维化、肺脓肿、发绀型先天性心脏病等，也可见于消化系统疾病，如肝硬化、胃肠道肿瘤。

杵状指（趾）的发生机制目前尚不清楚，可能与肢体末端慢性缺氧、生物活性物质代谢障碍有关，指（趾）末端毛细血管增生扩张，血流丰富，软组织增生，末端膨大。

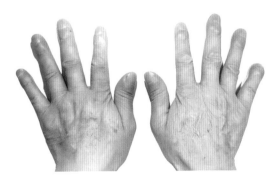

杵状指

2. 如何自测杵状指（趾）

根据杵状指（趾）的特征：甲上角 ≥ 180°、指厚比 > 1、Schamroth 征阳性，可以判断是否出现了杵状指（趾）。

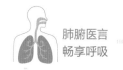
（1）甲上角测量：甲上角是指（趾）末节背面皮肤与指甲形成的角。正常人甲上角一般＜160°，如果甲上角≥180°，则为杵状指（趾）。

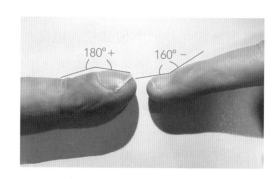

注：甲上角测量法（左为杵状指，右为正常手指）。

甲上角测量法

（2）指（趾）厚比测量：指（趾）厚比是手指或足趾末节的厚度与远端指关节厚度的比值。正常人指（趾）厚比＜1，平均值为0.895，杵状指（趾）的指（趾）厚比一般＞1。

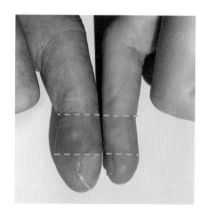

注：左为杵状指，指（趾）厚比（a/b）＞1；右为正常手指，指（趾）厚比（a/b）＜1。

指（趾）厚比测量法

（3）Schamroth 征：将双手的同一手指（通常为中指）的指甲面与末节指关节背面贴在一起。正常情况下指甲根部会形成一个菱形"窗口"，而发生杵状指后，缝隙会变小、消失。

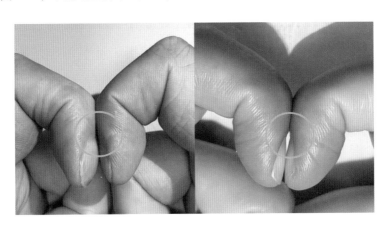

注：左为杵状指，右为正常手指。

Schamroth 征

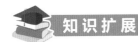 **知识扩展**

发现了杵状指（趾），是否该到医院就诊

如果发现了杵状指（趾），提示可能罹患相关疾病，即使没有其他伴随症状，也应该到医院就诊寻找病因，尤其是有长期吸烟史的中老年患者，应高度重视，以免漏诊或延误诊疗。建议首先到呼吸内科就诊，完善体格检查、血气分析、胸部影像学等检查，筛查呼吸系统疾病。排除呼吸系统疾病后，再进一步筛查杵状指（趾）的其他系统病因。

大多数杵状指（趾）都具有临床诊断价值，少部分人发现了杵状指（趾），完善了检查也没有发现相关的疾病，则不必过于担心。

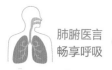

✗ 误区解读

有杵状指（趾）就是得了肺癌

此说法是错误的。出现杵状指（趾）不一定与肺癌有关。虽然30%的肺癌可表现为杵状指（趾），杵状指（趾）可能是肺癌的首发表现或伴发表现，但其他肺部疾病、发绀型心血管疾病以及消化道疾病也可导致杵状指（趾）的出现。因此，在发现了杵状指（趾）以后，需要足够重视，全面科学地进行疾病筛查，避免延误病情。

答案：1. C；2. D；3. ×

健康知识小擂台

单选题：

1. 以口测法为例，发热指体温高于（ ）

    A. 37.0℃   B. 37.3℃

    C. 37.5℃   D. 38.0℃

2. 大咯血指出血量每天不少于（ ）

    A. 50mL

    B. 100mL

    C. 200mL

    D. 500mL

判断题：

3. 有杵状指（趾）就是得了肺癌。（ ）

呼吸系统疾病
症状体征自测题
（答案见上页）

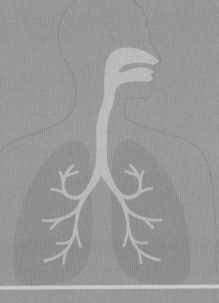

呼吸系统疾病
检验检查

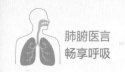

症状体征是诊断疾病的首要切入点。而检验、检查，更是为医生诊断疾病提供了至关重要的佐证与依据。那么，不同类型的检查分别是做什么的，检查前有哪些注意事项，哪些人群适宜选择，哪些人群又存在选择禁忌呢？本部分将针对临床中用于辅助诊断呼吸系统疾病最常见的检验检查，逐一进行知识普及，旨在提高大家对于各类检查的了解和认识。

体检报告中哪些血液检查与肺部疾病相关

小亮上周参加了单位组织的体检，体检报告写到血常规提示白细胞计数增加，要排除感染。小亮一周前确实受凉感冒了，咳嗽、咳黄色痰，医生建议他做胸部 CT 检查，还说需要服用抗生素。小亮特别关心体检报告中哪些血液检验检查与肺部疾病相关，怎么解读这些检查结果呢？

 小课堂 •••••••••••••••••••••••

1. 体检应该选择哪些针对肺部疾病的血液检查项目

血液中一些相关检查，比如血常规检查可以帮助判断肺部感染的情况及感染源，而部分哮喘患者嗜酸粒细胞计数增高。肿瘤标志物对检出肺癌及判断肺结节的良恶性有一定帮助。C反应蛋白是一种非特异的炎症标志物。红细胞沉降率（简称"血沉"）可以用来观察结核病有无活动性及其动态变化。在体检时，推荐选择血常规和肿瘤标志物，其他项目可结合基础病及经济情况来选择。

2. 感染相关血液检查结果如何解读

细菌感染时，血常规常表现为白细胞计数和／或中性粒细胞比例增加；支原体和衣原体所导致的肺炎白细胞很少增高；淋巴细胞增多以及单核细胞增多，那么有可能存在病毒感染。C反应蛋白是一种非特异的炎症标志物，其升高可见于组织损伤、感染、肿瘤、心肌梗死等急慢性炎症性疾病，值得注意的是：大多数细菌性感染会引起患者C反应蛋白升高，而病毒性感染多数不升高。血沉增快可见于急性炎症、结缔组织病、严重贫血、恶性肿瘤、结核病等，临床上常用血沉观察结核病。

 知识扩展

体检肿瘤标志物有很多种，如何选择

肺癌是我国最常见的恶性肿瘤，体检血液检查中的肿瘤标志物对检出肺癌及判断肺结节的良恶性有一定帮助。目前临床上常用的肺癌肿瘤标志物包括癌胚抗原、神经元特异性烯醇化酶、细胞角蛋白19片段、胃泌素释放肽前体、鳞状上皮细胞癌抗原等。检测肿瘤标志物具有微创、操作简便、受检者易接受的优点，但是单一的肿瘤标志物用来诊断早期肺癌的敏感性和特异性均较低，而且准确性不能满足临床需求。在临床上，一般将这几种指标进行联合检测，可以提高诊断的准确率。近几年，研究者发现一些新型肿瘤标志物可以从血液中获得与肺癌相关的信息，包括肺癌自身抗体、循环肿瘤细胞、循环肿瘤DNA、DNA甲基化等，在肺癌的早期诊断中显示出广阔的应用前景，可供受检者选择。

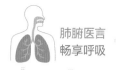

 误区解读

体检查肺部疾病，验血就可以了

此种说法错误。验血对肺部疾病来说只能做一个辅助性的检查项目，不能够检查出所有肺部疾病，大多数还需要做肺功能及影像学检查（胸部 X 线检查、胸部 CT 检查）等。

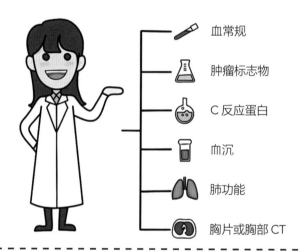

- 血常规
- 肿瘤标志物
- C 反应蛋白
- 血沉
- 肺功能
- 胸片或胸部 CT

建议：针对肺部疾病，体检选择血常规、传统肿瘤标志物联检、C 反应蛋白、血沉、肺功能、胸片或胸部 CT（40 岁以上建议选胸部 CT）就可以了。如果经济条件允许，肺癌自身抗体、DNA 甲基化等一些新型的分子标志物也可以选。

针对肺部疾病，体检可以选择哪些项目

肺上有问题，痰液检查来帮忙

最近小王和朋友饮酒后淋雨回家，受凉后出现咳嗽、咳痰还伴有气短，很是难受，到医院一查胸部CT，竟得了肺炎，不得不住院治疗。住院后除了抽血，护士还给了小王一个杯子，让他把痰吐到里面做检查。小王心想，我片子也拍了，血也抽了，还需要检查痰液吗？

 小课堂

1. 痰液是怎么产生的

一个不吸烟的健康人气道每天会产生少量的黏液，进入呼吸道的灰尘等颗粒物会被黏液粘住，这些黏液被我们不知不觉吞咽下去，或者通过无意识的咳嗽从气道中被清除，起到保护肺脏的作用。但是，当吸入细菌、病毒等造成感染后，呼吸道受到刺激会分泌大量黏液，这些黏液往往夹杂着炎症细胞包裹病菌后产生的分泌物，就是我们常说的痰液。

痰液是如何
产生的

2. 如何正确留取痰液标本

（1）最好在用抗感染药物（包括抗生素）前留取痰液标本。留取时间一般在清晨，因为清晨痰量较多，痰内细菌也较多，能更好地反映疾病。

（2）由于口腔内存在一些细菌，在留痰前，最好去除假牙，

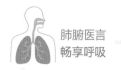

漱口，深呼吸刺激咳嗽，从深部咳出的痰液更容易成为合格标本。注意避免混入鼻咽部分泌物。

（3）痰液直接吐在痰液专用送检杯中，不要拿卫生纸等包裹。

（4）不吐不打开留取痰标本的杯子，千万别碰杯子里面，留好痰液及时送检，若不能及时送检，可暂时冷藏保存，但不能超过24小时。

3. 你需要知道的排痰引流方法

（1）深呼吸刺激咳嗽。先深呼吸，在呼气的一半时用力咳嗽，并咳出气道深部的痰。

（2）体位引流。根据气管、支气管树的解剖特点，家属将患者摆放于一定的体位，借助重力作用促使各肺叶、肺段支气管内痰液向中央大气道移动，同时促进相关的肺泡舒展，增加黏液纤毛的清除能力。在体位引流的基础上，配合叩击拍背、高频振动等方法，更能促进痰等分泌物的排除。注意使用空心掌，即五指并拢，手指和掌心略屈曲，拱起呈桥状，从下往上、从外向内，双侧对称，使附着在气道的痰液松动、脱落，更易于排出。

（3）机械辅助排痰。而对于一些不能自行将痰液咳出的患者，也可以通过一次性吸痰管吸痰或者气管镜吸痰帮助痰液标本的留取，当然这些需要到医院来进行。

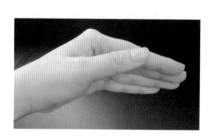

空心掌

知识扩展

通过痰液我们可以发现什么

首先观察痰液一般性状，包括痰液的量、颜色与性状，对呼吸系统疾病诊断有一定价值。正常健康人无痰液或仅有少量白色、灰白色泡沫样或黏液样痰液，无异物，无特殊气味。如果出现痰液量增多，一天达 50 ~ 100 毫升；或痰液颜色改变或性状改变，如出现脓性、血性痰液；或出现特殊臭味，需警惕呼吸系统疾病，建议立即就诊。

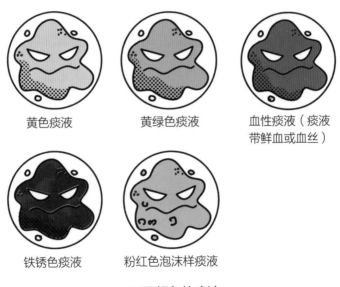

黄色痰液　　　　黄绿色痰液　　　　血性痰液（痰液带鲜血或血丝）

铁锈色痰液　　　粉红色泡沫样痰液

不同颜色的痰液

送检的痰液涂片用显微镜检查，医生通过涂片中上皮细胞数量判断痰标本是否合格，并观察细菌、真菌、分枝杆菌，寻找可能的致病菌，还可以做肿瘤脱落细胞检查，对肺癌有较大诊断价值。

送检痰液还可以根据所患疾病有目的地进行细菌、真菌培养，

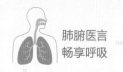
如果发现病原菌还可以做药物敏感试验，这样能更有效地指导临床用药。另外部分病原菌如结核菌、厌氧菌等需要特殊培养基，需更严格取材。

 误区解读

有痰，一定是肺部出了问题

此种说法错误。呼吸道疾病都可产生痰液，有很多因为"痰多"被带来看病的患儿，大部分精神很好，无发热、咳嗽，但是鼻子呼噜呼噜响。这类孩子经常感冒，主要表现为鼻子堵、揉鼻子、抠鼻子，有的夜间打呼噜。这时候的"痰"可能不是真的"痰"，可能是鼻涕，医学上叫上气道咳嗽综合征。这些患者会出现倒流的鼻腔分泌物，并对咽喉部产生刺激，有人觉得嗓子有东西，有人出现刺激性咳嗽，有些嗓子会出现"呼噜呼噜"的声音。这类有"痰"的患者不是肺上出了问题，而是鼻子出了问题。

胸部X线检查对筛查肺部疾病有用吗

实习医生小李在跟诊老师的时候，发现患者说"医生，我昨天淋雨了，现在咳嗽、咳痰！""医生，我咳嗽的时候有血丝，已经半年了！""医生，我经常咳嗽，但是又没有感冒、发热！"的时候，老师通常都建议"先做个胸部X线检查看看情况"，那么胸部X线检查到底有什么用呢？

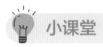 **小课堂**

1. 为什么体检常规做胸部 X 线检查

胸部 X 线检查是体检最重要的项目之一，主要反映我们心、肝、肺有没有异常，是影像科常用的一种检查方式。它是利用放射线对人体进行瞬间的成像，属于一种重叠影像，可以作为肺部或者是纵隔病变的一种初筛手段，比如胸部 X 线检查可以判断患者是否有肺炎、肺结核、肺肿瘤、肺脓肿；是否有支气管的炎症，扩张；是否有胸腔积液，气胸；是否有纵隔的占位性病变等。操作起来比较简单方便，对人体的辐射小，而且价格也比较低。

2. 胸部 X 线检查的辐射有多大

胸部 X 线检查是通过 X 线作用于人体后得出影像，所以的确有电离辐射危害。谈到电离辐射，其实大家不必恐慌，地球上的所有生物，包括人类，都会接受天然本底辐射的照射，而天然本底辐射包括了宇宙射线和自然界中天然放射性核素发出的射线，来自天然本底辐射的平均年有效剂量约为 3mSv。而一张 X 线拍片检查只产生 0.01～0.03mSv 剂量的辐射，仅相当于看 1 小时电视或在自然环境中待 5～10 天。并且做检查时，放射科的技师也会针对患者的检查部位做好射线敏感部位的放射保护，使现在的 X 线检查更加安全。

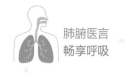
胸部 X 线检查报告中常见专业术语解读

（1）肺纹理增多：表示从肺门向肺野外呈放射分布的树枝状影，它是由肺动脉、肺静脉、支气管、淋巴管构成。肺纹理增多、增粗常见于青壮年血气旺盛者、剧烈运动后、长期吸烟者、妇女经期、孕产妇等人群。如果你的检查报告是没有任何临床症状的肺纹理增多，大多属于生理性的，无须担心。

（2）肺结节：一般指肺内直径 ≤ 3 厘米密度增高的实性或亚实性肺部阴影。肺结节在临床中比较多见，其病因也较多，但肺结节不等于肺癌，多数是慢性炎症性的。所以即使体检出现肺结节，也不用慌张，及时去医院进行复诊即可。

（3）钙化灶：通常是由于结核或炎症形成结石样高密度的沉淀。一般无明显的特殊症状，为无痛性。大部分钙化灶基本保持稳定，但少部分钙化灶不断发展、变大时可能压迫气管、神经、血管等，会出现呼吸困难、肢体麻木、局部微循环变差等表现。

（4）胸膜增厚、粘连：肺部炎症性纤维素渗出、肉芽组织增生、外伤出血机化均可引起胸膜增厚、粘连，还会出现胸膜炎和胸膜腔积液等症状。轻度局限性胸膜增厚粘连多发生在肋膈角区。广泛胸膜增厚粘连时，可见患侧胸廓塌陷，肋间隙变窄，肺野密度增高，沿肺野外侧及后缘可见带状密度增高阴影。常见的病因有气胸、外伤、弥漫性或局限性间皮瘤、结核性胸膜炎、化脓性胸膜炎等。

小故事　第一张 X 线光片

1985 年 11 月，德国物理学家伦琴在研究阴极射线管时，偶然发现一种能穿透物体并能使荧光物质发光和涂有溴化银的胶片感光的射线，拍摄了世界上第一张 X 线照片——伦琴夫人的手，因当时不知其性质，故将其命名为"X 线"；并于 1895 年 12 月 28 日用《一种新的射线——初步报告》这个题目，向维尔茨堡物理学医学协会作了报告，这意味着人类从此不用解剖的方法就可以观察活体的内部器官和结构，他本人也因此而获得 1901 年的诺贝尔物理学奖。

哪些情况需要做胸部 CT，
CT 辐射危害有多大

张大爷长年抽烟，经常咳嗽，小张对父亲的身体很是担忧，又听身边的人说"抽烟会把肺熏黑，还会得肺癌"。小张极力劝说父亲去做检查，张大爷不乐意，觉得自己身体很好，能吃能睡能干活，隔壁陈大爷年轻的时候就抽烟，现在 90 岁了还能买菜做饭呢，而且听说 CT 还有辐射，花这个冤枉钱做检查干什么？小张也迷茫了，父亲到底该不该去做胸部 CT 呢？CT 辐射危害大吗？

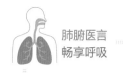
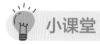 小课堂

1. 什么时候需要做胸部 CT

胸部 CT 检查是呼吸科常见的影像学检查，大家对 CT 并不陌生，但究竟哪些情况需要做胸部 CT 呢？简单来说分以下两种情况。

（1）有症状的人。如存在咳嗽、咳痰、胸闷、气短、咯血等不适，迟迟不好转，或者经常反复出现，就应该让专科医生评估需不需要做胸部 CT 检查。既往确定有呼吸道疾病的人，要按医嘱复查胸部 CT。

（2）需要通过低剂量胸部 CT 进行体检的人。年龄 50～80 岁，且具有下列情况之一：①吸烟史，吸烟≥20 包年（20 包年＝每天 1 包烟 × 吸烟 20 年）或被动吸烟≥20 年，若现在已戒烟，戒烟时间不超过 5 年；②职业致癌物暴露史，从事接触氡、砷、铍、铬等化学物质的工作，在石棉厂、陶瓷厂、煤矿、采矿、采石厂等地方工作都可能长期接触致癌物；③家族史，有家人患肺癌，范围包括父母、子女、兄弟姐妹、叔、伯、姑、舅、姨、祖父母、外祖父母，同时吸烟≥15 包年或者被动吸烟≥15 年；④其他重要的肺癌危险因素，一般因地区而异。

2. 胸部 CT 的检查范围

胸部 CT 一般从颈部扫描到上腹部处，由设定的不同层厚进行一层一层地扫描，呈现多个层面的图像，在此范围内可观察到气管、支气管、肺、胸膜、纵隔、食管、胃、胸腺、心脏、骨等诸多器官。这些器官的大部分病变都会在胸部 CT 上体现。

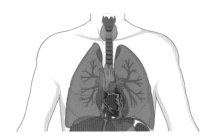

胸部 CT 检查范围

 知识扩展

1. 胸部 CT 辐射值

大家谈到做 CT 检查，都会想到有辐射。一次胸部 CT 检查辐射的有效剂量通常为 6～10mSv。大家可能对这个数值没有概念，用生活中的辐射作为参考：坐飞机 20 小时产生的辐射剂量 0.1mSv；平均每天吸 20 支烟，每年有效辐射剂量为 0.5～2mSv。

而且，我国放射防护标准规定，放射工作人员每年剂量限制是 50mSv，五年内每年接受的平均辐射上限是 20mSv。所以在这些数值的参考下，相信大家都理解了胸部 CT 只要不是短期内多次检查，在剂量限制范围内都是安全的，不要因为担心辐射而耽误了最佳检查时机。

2. 胸部 CT 分类

很多人都做过胸部 CT，细心的人会发现同样是胸部 CT，但是有很多叫法，那这些胸部 CT 有什么区别呢？

胸部 CT 平扫是基础版，对胸部各个横断面进行扫描。在胸部 CT 基础上调整参数，降低辐射剂量，得到了筛查中常用的**低剂量胸部 CT**。而调整扫描参数降低厚度，提高分辨率，得到**薄层高分**

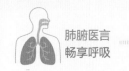

辨胸部 CT。在 CT 检查前给患者注射造影剂，造影剂在不同时间不同位置分布不均匀，得到了**增强胸部 CT**。还可以通过注射造影剂的方式、CT 图像后处理技术等得到特殊器官的成像，如结节三维重建、血管重建等，比较常见的有冠状动脉 CT。

小故事　CT 的"前世今生"

CT 检查广泛应用于临床，辅助用于疾病诊断、治疗。其实 X 线检查可以说是 CT 检查的"前世"。在 X 线检查应用于医学时面临一个问题：X 线光片获得的是各个脏器重叠在一起的影像，如何获得各个脏器分开的图像？1971 年，英国电子工程师 Godfrey Newbold 与神经放射学家合作，在伦敦安装了他设计制造的第一台 CT 设备并成功地完成了第一例头颅 CT 检查，这被认为是 CT 临床应用的开端，从此进入 CT 的黄金时代并快速发展，针对不同部位、不同脏器、不同疾病，CT 检查都在发挥自己在医学上的作用。

增强 CT "强" 在哪儿

王大爷来医院体检，看到检查项目有一项"增强 CT"，强烈要求医生给他开这个检查，认为有个"强"字肯定比"平扫"更厉害、更准确。然而医生告诉他，他的肺部很健康，常规体检只需要进行胸部 CT 平扫检查即可，不需要"增强"。这是怎么回事儿呢？

小课堂

1. 什么是增强 CT 检查

　　增强 CT 是在平扫 CT 的基础上，向患者静脉注射 CT 对比剂后再进行扫描。目前最常用的对比剂主要成分是碘，为非离子型碘剂，在 CT 图像上呈现白色，而人体组织大多数呈现不同程度的灰色。对比剂注射进体内后，会通过血液循环，进入病灶的血管并分布到病灶中。拍 CT 的时候有了对比剂的帮助，医生能够更加清楚地看到体内组织的血流情况，并且根据病灶与周围正常组织的"色差"，清晰地看到病灶的性质和范围，来做出下一步判断。

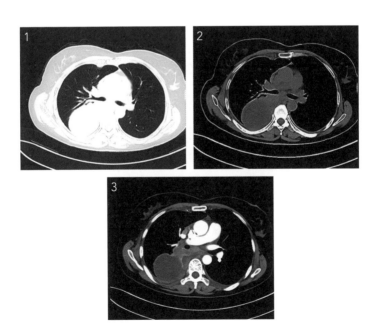

注：1. 平扫 CT；2. 平扫 CT；3. 增强 CT。

平扫 CT 与增强 CT 的对比

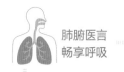
2. 什么情况下一定要做增强 CT

当医生靠普通 CT 无法判断异常情况时，就要考虑做增强 CT 了。那么，具体有哪些情况需要通过增强 CT 呈现出病灶的"高清画面"，提供更多的影像信息呢？

（1）患者平扫 CT 发现了病变，尤其是占位性病变，但难以明确病灶性质，医生在增强 CT 强"色差"下可以更好地做出判断。

（2）临床怀疑有病变，但平扫 CT 未能发现，这时候需要增强 CT 来提高等密度病灶或小病灶的检出率。

（3）已经确诊为恶性肿瘤，需要更准确地判断病变范围，以进行分期分级。

（4）部分患者术前也需要进行增强 CT 检查，来显示肿瘤对周围结构的侵犯程度，帮助医生确定手术方式。

（5）肺癌患者放射治疗、化学治疗前后需要进行增强 CT 检查，根据专业评估标准，观察病灶形态、大小、血流的变化以评估疗效，手术治疗后的患者也可以利用增强 CT 用于发现是否存在术后并发症及术后复发转移。

 知识扩展 /////

注射对比剂是否有害

很多人听到"对比剂""造影剂"时，会被它们的名字吓到，认为这些化学物品注射入体内会造成很大的副作用。其实不然，对比剂就是一种药物，目前最常用的非离子型碘对比剂已被证实安全性较高。极少数人因体质、疾病、用药等原因在使用后可能会出现荨麻疹、皮肤瘙痒、呼吸困难、心慌等情况，所以在做增强 CT 之前要如实回答医生的评估问题，检查结束后留院观察 15 分钟，一旦出现不适及时寻求医生或者护士的帮助。对比剂注射进体内后，24 小时左右就会通过肾脏排出，所以想要快点排出可以检查完后多喝点儿水，不用过分担心残留作用。

 误区解读

要"一步到位"做增强 CT

此说法错误。既然增强 CT 这么"强"，是否体检的每个人都要进行增强 CT 检查呢？答案是否定的。一般来说，只要能通过普通 CT 明确诊断的，就不需要做增强 CT。平扫发现有肺部可疑病灶后，医生会结合自己的经验和患者的情况决定是否需要增强检查，如果没有病灶更不需要进行增强 CT 检查。再者，极少数情况下患者会出现不良反应，对于过敏体质、肾功能不全的患者来说，增强 CT 也需要慎重选择，避免对比剂注射入体内后出现更多的损伤。因此，在体检或者大规模筛查中，考虑到群体的安全性，尚不推荐"一步到位"进行增强 CT 检查。

什么是 PET/CT

50 岁的王阿姨已经抽烟 20 多年了，她反反复复咳嗽咳痰了近 3 个月，最近还总感觉胸闷，于是来医院就诊。医生得知

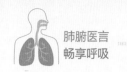
王阿姨的父亲是因肺癌去世的，在了解王阿姨的生活习惯、近期的临床表现以及经济情况后，建议王阿姨做 PET/CT 检查，以便更精准地诊断病情。但王阿姨看着 PET/CT 昂贵的检查单有些犹豫，到底该不该做这个检查呢？

 小课堂 ·

为什么说 PET/CT 是"查癌神器"

PET/CT 的中文全称是正电子发射计算机体层显像仪，是目前最高端的影像检查技术之一，已被临床广泛使用，其完成一次检查可以获得全身或者局部的功能及结构信息，实现疾病的早发现、早诊断和早治疗。此外，它还可以评估治疗效果和探测肿瘤复发或转移，因此被称为"查癌神器"。对于肿瘤患者的作用主要包括以下几点。

（1）需要进行肿瘤良恶性鉴别诊断的患者。在常规的影像学检查中，由于图像信息有限，难以区别病变的良恶性，经过 PET 的代谢显像，能辅助鉴别其良恶性。

（2）以转移灶为首发症状，或肿瘤标志物明显升高的患者。其他影像学检查无法找到原发灶，且高度怀疑患有恶性肿瘤的人群，可以通过此检查寻找肿瘤的原发灶。

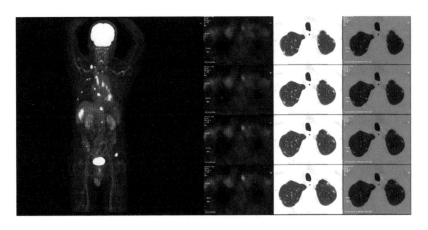

注：该患者临床诊断为左肺下叶癌伴颈胸部淋巴结、肝脏及全身多处骨骼转移。

PET/CT 报告（范例）

（3）已经确诊的恶性肿瘤患者，如肺癌、结直肠癌等。PET/CT 可在肺癌患者诊疗的各个阶段发挥至关重要的作用。①早期诊断：PET/CT 检查通过将解剖学表现与病灶代谢活性相结合，对病灶进行良恶性的鉴别。同时为临床提供精确的穿刺靶点，尤其是较大体积肿瘤，可提高穿刺成功率。②肿瘤治疗前的临床分期：PET/CT 检查可一次性获得全身的图像，在肿瘤的 TNM 分期中起到重要作用。③疗效评估：对比治疗前后肿瘤代谢体积及标准摄取值（SUV）等变化，进行疗效评估。④精确放射治疗靶区勾画：如对于肺占位伴肺不张的患者，当 CT 检查无法清晰显示肺癌肿瘤的实际边界时，PET/CT 可确定代谢活跃的病灶区域，有助于定位放射治疗靶区，进一步降低放射治疗副作用。

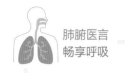
 知识扩展

PET/CT 检查的注意事项

（1）检查前需要空腹 4~6 小时：目前 PET/CT 检查主要使用的显像剂是 18F 标记的葡萄糖（18F-FDG），它是一个葡萄糖类似物，我们可以理解为"假葡萄糖"，被注射进人体后，会和正常葡萄糖一样参与体内糖代谢，并精准到达病变部位发生浓聚而显影。如果检查前进食，人体血液中的葡萄糖含量就会升高，此时检查，我们使用的"假葡萄糖"被细胞摄取的量就会明显下降，显像的效果也就变差了。

（2）检查前需告知医生详细病史：尤其是有糖尿病、肿瘤、手术史或者药物过敏史等，女性受检者如正在妊娠期或哺乳期，均需要和医生进行交代，以便医生做相应的处理。带上近期的检查报告单和就诊记录，这样医生可针对病变情况在读片时更有重点。

（3）检查前应不佩戴金属饰品：以免影响成像效果。

（4）检查前需尽量保持不动，且部分患者需要二次扫描：整个检查过程大约需十几分钟，此时检查者应该尽量保持不动，否则会影响成像效果，影响医生读片。少部分患者需要进行二次扫描，也就是"延迟扫描"，这种情况一般是因为第一次扫描显示的病灶不清楚，需等显像剂在人体代谢一段时间后，进行二次扫描进行鉴别。

（5）检查后当日多饮水多排尿：以促进放射性药物尽快排出体外。

误区解读

糖尿病患者不能做 PET/CT 检查

此说法错误。虽然 PET/CT 检查主要使用的显像剂是 18F 标记的葡萄糖，是一个葡萄糖的类似物，但糖尿病患者仍然可以做 PET/CT 检查。只需在检查前控制好血糖，并在预约时告知医护人员，包括目前使用降糖药物种类、剂量和方法。检查前可正常服用降糖药，以控制空腹血糖在 8.3 毫摩尔 / 升以下为佳，最高不超过 11.1 毫摩尔 / 升，注射胰岛素者须告知医护人员当日注射时间。

肺功能检查的核心指标有哪些

小刘，是一位 27 岁男性，20 余年前受凉后反复发作性喘息，曾诊断"支气管哮喘"。近 1 年来不规律吸入沙美特罗 / 丙酸氟替卡松治疗。1 月余前无明显诱因下再次出现发作性喘息，伴端坐呼吸、言语困难、大汗淋漓，急诊送入医院诊断为"重症哮喘"，予药物及插管治疗后症状好转、病情平稳。通过肺功能检查才明确了病因：重度阻塞性通气功能障碍，上气道为固定性大气道狭窄。

 小课堂

1. 什么是肺功能

肺功能包括肺通气功能和换气功能。通气功能是空气进入肺泡

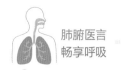
及肺里气体从肺泡排出的过程，换气功能是指进入肺泡的空气与肺毛细血管血液之间的气体交换的过程。无论是通气功能还是换气功能出问题，都会影响到人体正常的氧气供应或二氧化碳的排出。

2. 肺功能检查注意事项

在肺功能检查的过程中应注意的是：①鼻子被夹住，所以应学会用嘴来呼吸；②尽可能含紧口嘴，保证在测试的过程中不会漏气；③尽可能配合医生的口令，配合做出呼气和吸气的动作；④尽最大能力吸气，然后配合医生以最大力量呼出，不要有所保留。

 知识扩展

哪些人群需要做肺功能检查

①长期吸烟者；②呼吸困难患者，尤其是活动后胸闷、气短，逐渐加重的患者；③长期慢性咳嗽患者，尤其是季节发作性咳嗽及夜间咳嗽明显患者；④在特殊环境中工作的人，如接触污染气体、粉尘等有害物质群体进行职业性肺病的筛查及劳动力鉴定；⑤慢性呼吸道疾病患者，如患有慢性阻塞性肺疾病、支气管哮喘、慢性支气管炎，定期监测肺功能检查可以评估疾病的状态；⑥外科手术的术前评估，胸部及上腹部手术术前行肺功能检查评估麻醉风险及手术风险；⑦评估心肺疾病康复治疗的效果。

误区解读

肺功能检查是痛苦的

此说法错误。事实上，除了对少部分特殊患者，如患有气胸、严重肺大疱、肺气肿、胸主动脉瘤、主动脉夹层等，肺功能检查有一定禁忌，肺功能检查大部分情况下是一种安全无害、无创伤的检查方法，不会给患者带来不适或伤害。

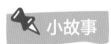 **小故事** **肺功能研究和临床应用发展简史**

肺功能研究和临床应用已有 300 余年的历史，经历了水封式 - 楔形式 - 滚动式肺计量 - 电子计算机配合。早在 1679 年，物理学家、天文学家、瑞典女王的私人医生博雷利（Borelli）就进行了肺容积测量。1846 年，哈钦森（Hutchinson）最早描述了用肺功能仪测定肺活量的可能性，因此提出了"肺活量"这个概念。1919 年，Nianstrohl 提出"用力肺活量（FVC）"的概念。1967 年，Dillfuss 提出"小气道疾病"概念和小气道功能特点。在 1979 年美国胸科学会雪鸟工作组发布了第一版标准化指南，此后分别在 1987 年和 1994 年进行了更新。而在我国，肺功能检查已走过 80 余年的发展史，最早蔡翘教授对国内大学生、中学生展开肺活量的测定。肺功能检查目前是呼吸系统疾病的常用检查之一，广泛应用于临床肺部疾病的诊断。

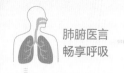
哪些人群适合做支气管舒张／激发试验

　　张大爷和李大爷是老年大学的同学。今天老年大学举行活动，两人聚在一起聊天。李大爷问："老张，上次活动你咋没来呢？"张大爷答："我上次去医院做检查去了。"李大爷继续追问道："你身体是哪儿不舒服啊？"张大爷答："就是有点儿咳嗽。医生说我咳嗽接近 3 个月了，需要做支气管激发试验帮助寻找咳嗽的原因。上次就是做这个检查去了。"李大爷心里嘀咕："这是啥检查啊？我之前咳嗽、气喘，医生怎么开的是支气管舒张试验呢？"

 小课堂 ·····························

1. 什么是支气管舒张／激发试验

　　支气管舒张试验是通过给予支气管舒张药物的治疗，观察阻塞气道舒缓反应的方法。

　　支气管激发试验是通过物理、化学、生物等人工刺激，诱发气道平滑肌收缩，并借助肺功能检查指标的改变来判断支气管是否缩窄及其程度的方法，是检测气道高反应性常用的临床检查。

2. 支气管舒张／激发试验的适应证和禁忌证

　　支气管舒张／激发试验主要适用于配合良好的儿童和成人，不适用于婴儿、学龄前儿童和配合欠佳者。当然，支气管舒张／激发试验存在相应的适应证和禁忌证，患者是否能够进行支气管舒张／

激发试验，需要经专科医师评估后进行确定。

支气管舒张试验的适应证：①有合并气道阻塞的疾病，如支气管哮喘、慢性阻塞性肺疾病等；②有气道阻塞征象，需排除非可逆性气道阻塞，如上气道阻塞。

支气管舒张试验的禁忌证：①对已知支气管舒张剂过敏者，禁用该舒张剂；②严重心功能不全者慎用 β2 肾上腺素受体激动剂；③有青光眼、前列腺肥大排尿困难者慎用胆碱能受体拮抗剂；④其他禁忌证。

支气管激发试验的适应证：①临床疑诊为哮喘；②查找慢性咳嗽的原因；③反复发作性胸闷、呼吸困难；④评估哮喘治疗效果；⑤其他需要评价气道反应性的疾病，如变应性鼻炎等。

支气管激发试验的绝对禁忌证：①曾有过致死性哮喘发作，或近 3 个月内曾有因哮喘发作需机械通气治疗者；②对吸入的激发剂有明确的超敏反应；③基础肺通气功能损害严重 [FEV_1（第 1 秒用力呼气容积）< 60% 预计值或成人 < 1L]；④不能解释的荨麻疹；⑤有其他不适宜用力通气功能检查的禁忌证。

支气管激发试验的相对禁忌证：①基础肺功能呈中度阻塞（FEV_1 < 70% 预计值），但如严格观察并做好充足的准备，则 FEV_1 > 60% 预计值者仍可考虑予以激发试验；②肺通气功能检查已诱发气道痉挛发生，在未吸入激发剂的状态下 FEV_1 即下降 > 20%；③基础肺功能检查配合不佳者，不符合质量控制要求；④近期呼吸道感染（< 4 周）；⑤哮喘发作或急性加重期；⑥妊娠及哺乳期妇女；⑦正在使用胆碱酶抑制剂（治疗重症肌无力）者不宜行乙酰甲胆碱激发试验，正在使用抗组胺药物者不宜行组胺激发试验。

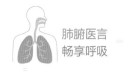

 知识扩展 //////

支气管舒张 / 激发试验结果有什么用

支气管舒张试验的结果可用于：①慢性阻塞性肺疾病的诊断及严重程度分级；②支气管哮喘的诊断；③用药指导。

支气管激发试验的结果可用于：①协助哮喘的诊断及鉴别诊断；②评估哮喘严重程度及预后；③判断疗效。

 误区解读

儿童不能够进行支气管舒张 / 激发试验

这种说法是错误的。当家长带着孩子前往医院就诊，医生开具支气管舒张 / 激发试验检查时，有些家长会担心自己的孩子能否进行该检查，以及该检查是否安全。

其实，支气管舒张 / 激发试验已在临床上开展多年，已形成一系列规范的指南文件。《儿童肺功能系列指南（五）：支气管舒张试验》（2017 年）建议配合良好的儿童进行支气管舒张试验；《儿童肺功能系列指南（六）：支气管激发试验》（2017 年）建议 ≥ 6 岁且配合良好的儿童进行支气管激发试验。此外，支气管舒张 / 激发试验检查中出现严重不良事件的发生率较低，医院对可能发生的危险备有应急预案，检查总体安全可控。

总的来说，建议家长听从专科医生的建议，完成相应的检查，为孩子的健康成长保驾护航。

血氧饱和度，你测对了吗

"张医生，我妈感冒了，咳嗽气喘得厉害，大家都说要测一下血氧饱和度，我在网上买了一个夹在手指监测的机器，给她一测血氧饱和度才 85%，怎么办啊，快救救我妈！"小王急切地向医生求助。张医生立刻让护士重新测了生命体征，心率、呼吸和血压都正常，指尖血氧饱和度 98%，面色无发绀。张医生再仔细一问："在家你是怎么测的血氧饱和度呢？"小王说："手指头放进去就测了呀！""哦，原来是这样，难怪数据不对，要指甲盖对着红光才能监测到呢！"张医生笑着说道。

小课堂

1. 什么是血氧饱和度

血液中的氧气需要与血红蛋白结合，形成氧合血红蛋白才能在血管中运输到周围器官进行供氧，血氧饱和度就是氧合血红蛋白与全部可结合的血红蛋白之比，即血液中血氧的浓度，是呼吸循环的重要生理参数。

临床上可通过有创和无创两种方式进行血氧饱和度的监测。无创的血氧饱和度监测以脉搏血氧饱和度为主，指夹式血氧饱和仪（简称"血氧仪"）利用光学法，即光的反射和吸收特性来测定血液中血红蛋白的浓度，用 SpO_2（%）进行表示，临床上以 SpO_2

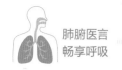
< 90% 作为低氧血症的评价标准。有创的血氧饱和度监测又称为动脉血气分析，从桡动脉或者股动脉中直接抽取动脉血液，通过电化学法直接测量血液中含氧与不含氧两种血红蛋白的浓度，临床上以 PaO_2（mmHg）进行表示，临床上以 PaO_2 < 60mmHg 作为低氧血症的评价标准。SpO_2 与 PaO_2 的对应关系如下表所示。

SpO_2 与 PaO_2 的对应关系

项目	数值													
SpO_2/%	50	60	70	80	90	91	92	93	94	95	96	97	98	99
PaO_2/mmHg	27	31	37	44	57	61	63	66	69	74	81	92	110	159

2. 如何正确使用血氧仪

（1）安静状态下，清洗手指，保持手指皮肤温暖，如果手比较凉，需要将手捂热后再测量。

（2）启动血氧仪，将血氧仪硅胶指模夹在食指、中指或者无名指上（被测量手指指甲不能涂指甲油或者做过美甲），仪器与指腹紧密贴合，指甲甲床面向发红光的那一面，停顿大概 30 秒。

（3）血氧仪的显示屏上会同时显示检测者脉搏的次数与血氧的饱和度，读取上面的数据。成年人的脉搏应该在 60 ~ 100 次 / 分，血氧饱和度应该在 95% 以上。

（4）若血氧仪显示数据有波动，请持续观察 3 ~ 5 分钟，若脉搏的次数或者血氧的饱和度仍有异常，需去医院就诊。

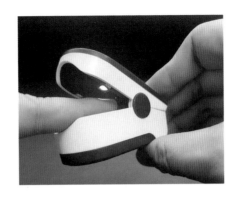

血氧仪准确测量姿势

3. 正常的血氧饱和度的范围是多少

使用血氧仪监测正常人的血氧饱和度为 95%～100%；供氧不足时血氧饱和度为 90%～94%；低氧血症的血氧饱和度为 < 90%；重度低氧血症则 < 80%。

使用居家用血氧仪自测若发现血氧饱和度为 90%～95%，有低氧血症的相关症状，如口唇青紫、胸闷、呼吸困难、注意力不集中、疲倦等不适，请立刻就医；若无症状，请自查是否存在影响结果的影响因素，若无，则于不同时间点分别检测 2～3 次，保持 2～3 天的连续检测，如果数值依然不符合标准，建议去医院进行检测。若血氧饱和度 < 90%，建议直接去医院进行检测。

 知识扩展

影响指尖血氧饱和度的监测结果的因素有哪些

①最重要的影响因素是患者测量手指的指甲局部条件不良，如使用了指甲油或者做了美甲、有灰指甲、长期吸烟、皮肤变厚变黄、

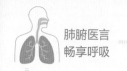
指端有污垢、甲床过厚或手指过细等。②末梢循环差，如休克、手指温度过低等，或者连续长时间的监测同一部位，探头对指端的压力可影响局部血液循环，导致被测部位动脉血流减少，数值不准确。③检测方法不正确，如血氧饱和度夹红光点未对准甲床、监测时间过短或血氧饱和度夹佩戴时间过短、探头与主体接触不良、强光环境对血氧探头产生信号干扰，都会影响测量的准确性。④一些全身疾病，如贫血等也可导致指尖血氧饱和度的下降。

误区解读

血氧仪自测指尖血氧饱和度降低一定是缺氧

　　不一定。有很多因素会影响指尖血氧饱和度的监测结果。如上述提到的指甲条件或温度、检测方法不正确等。

什么是动脉血气分析

　　　　张大爷因自觉"活动后心累气短、喘不上气"，来呼吸科王医生门诊看病，王医生详细询问张大爷后发现，他活动后气短有 3 年了，症状越来越重，近期还头晕、双下肢肿胀。王医生还发现张大爷嘴唇是乌黑的，不红润。根据王医生的经验，不排除张大爷有慢性阻塞性肺疾病，建议张大爷做血气分析评估一下。张大爷一听要抽血，内心很排斥，再一听是抽动脉血，坚决不答应。

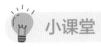

1. 什么是血气分析

血气分析是指对血液标本（包括动脉血、静脉血和混合静脉血）进行分析，是检测是否存在低氧血症（缺氧）的最直接方法。动脉血气分析相比于指脉氧饱和度测定，准确度更高，临床价值更强。

2. 血气分析中有哪些参数

不同血气仪能检测的参数存在一定差异，血气分析的重要指标有：血氧分压、二氧化碳分压、血氧饱和度、pH 值、碳酸氢根、乳酸、碱剩余、电解质、血糖、血红蛋白等。

其中，**血氧分压**是血液中物理溶解的氧分子所产生的压力，能判断身体是否缺氧和缺氧程度，其正常值为 80 ~ 100mmHg。**二氧化碳分压**是指动脉血氧分压，是血液中物理溶解的二氧化碳分子所产生的压力，是判断呼吸衰竭类型和是否存在呼吸性酸碱失衡的重要指标，也能够反映肺泡通气效果，正常值为 35 ~ 45mmHg。**血氧饱和度**是指动脉血红蛋白实际结合的氧量与所能结合的最大氧量之比，其正常值为 95% ~ 100%。**pH 值**是反映血液氢离子浓度或酸碱度的指标，受呼吸和代谢因素共同影响，其正常值为 7.35 ~ 7.45。**碳酸氢根**是反映机体代谢状况的指标，其正常值为 22 ~ 27 毫摩尔 / 升。**乳酸**是糖在无氧条件下的代谢产物，其正常值为 < 2 毫摩尔 / 升。

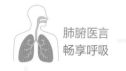
 知识扩展

1. 为什么要进行动脉血气分析检查

动脉血气分析是诊断低氧血症和判断其严重程度的可靠指标，通常主要用来判断患者有无呼吸衰竭。血气分析现在已被广泛应用在各个临床科室，特别是在危重症患者抢救时发挥重要的指导作用，有助于医生快速对病情严重程度进行一定的鉴别诊断，同时也可以观察疗效和对疾病预后做出比较准确的评估。

2. 血气分析检查时，患者应注意什么

首先，血气分析需直接穿刺桡动脉或股动脉等获取动脉血，而不是常用的静脉血。因动脉仅能通过手扪及，不能直接被看到，所以穿刺属于"盲穿"，加之动脉位置较深，所以穿刺时疼痛较为明显。但采血时间较短，患者需做好心理准备。

其次，采集过程中患者应处于较为平静的状态，不乱动，以免损伤动脉。

然后，动脉压力较高，穿刺后患者需对穿刺点进行有效地压迫止血，否则易出现局部血肿。通常，正常人群穿刺部位需按压 10 分钟左右，有出血倾向、凝血功能不佳或患有高血压者，压迫时间应适当延长。

最后，采血后可在采血室附近休息 15 分钟，不要立即离开检查室。若抽血后穿刺部位会出现血肿、瘀青，尽量不要在短时间内反复触碰穿刺部位，保持局部清洁干燥，避免沾水。若穿刺部分持续渗血或血肿较大，可就近前往医院进一步评估和处理。

小故事 　　**血气分析的发展**

　　现代血气分析是经过多年实践及技术不断发展，在最初的血气分析技术基础上不断进步而来。血气分析起源于 19 世纪，最初由多名物理化学界前辈（如 Jacobus Henricus van't Hoff、Svante August Arrhenius、青柳卓雄等）开发，并逐步在临床中得到运用。现代血气分析检测项目不断增加，现在指标已达 10 余项。此外，随着设备的不断更新，由既往在检验科大设备完成的检测逐步转变为小型设备床旁检测，既方便又及时准确，有利于指导临床快速判断。

支气管镜检查有哪些注意事项

　　张大爷今年 70 岁，每年都定期体检，身体一直没有大毛病。但半个月前张大爷发现自己早晨起床后咳痰，痰中经常还带血，在诊所输液一周也不见好，这可把张大爷吓了一大跳。张大爷来到大医院就诊，胸部 CT 检查发现双肺斑片状、条索状影，纯蛋白衍化物（PPD）皮肤试验也是阳性，医生建议进一步做支气管镜检查，张大爷一听要做支气管镜，心里直犯怵：这个检查是什么，安不安全，有没有什么特别需要注意的事项？

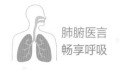
 小课堂

1. 什么是支气管镜检查

　　支气管镜是一种带镜头的细长、管状的内窥镜，临床上，支气管镜检查是将支气管镜经口或鼻伸入患者下呼吸道，医生借助支气管镜清晰地观察气道形态及病变，还能根据情况在镜下完成活检、介入等诊疗操作，因此支气管镜检查是呼吸系统疾病临床诊断和治疗的重要手段。

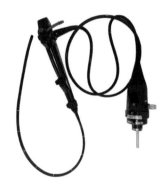

支气管镜构造

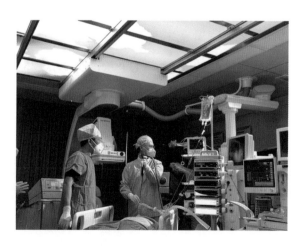

医生为患者行支气管镜检查

2. 支气管镜检查术前的注意事项

①术前根据病情完善影像学检查，以便精准确定病变部位，推荐行胸部 CT。②术前行凝血和血源性传播疾病的相关检查，以除外严重凝血功能异常，防止医源性感染。③有心脏病病史或危险因素的患者，术前应行心电图检查。④若无胃肠动力异常或梗阻，局部麻醉时术前 4 小时禁食，2 小时禁水；全身麻醉时术前 8 小时禁食，2 小时禁水。⑤基础使用抗血小板或抗凝药物而拟行活检的患者，需要注意遵医嘱停用药物。⑥慢性阻塞性肺疾病及支气管哮喘患者术前应预防性使用支气管舒张剂。

3. 支气管镜检查术后的注意事项

①支气管镜检查术后，若为局部麻醉，至少观察 30 分钟，若为全身麻醉，至少观察 6 小时，确定生命体征平稳、没有意识异常、呼吸困难、胸痛咯血等不适，才可离院。②局部麻醉术后 2 小时或全身麻醉 6 小时后方可进食和饮水，以避免咽喉部仍处于麻醉状态导致误吸。③若使用了镇静剂，应有亲属陪护，24 小时内不要驾车、签署法律文件或操作机械设备。

 知识扩展

1. 支气管镜检查有哪些适应证

①不明原因咯血：如果患者咯血已经持续了一周以上，支气管镜检查可以帮助医师明确出血部位和原因。②慢性咳嗽：如果患者长期咳嗽，并且病情难以解释，治疗效果差，甚至进展，那么支气管镜检查可以辅助诊断。③诊断呼吸系统疾病：例如考虑肺部肿瘤

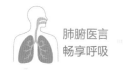
性病变、气道异物或狭窄、弥漫性肺实质疾病、肺部感染等疾病时，支气管镜检查可以帮助医生诊断、评估病情的严重程度，以及明确致病原因或病原体。④影像学异常：如果胸部 CT 发现肺不张、肺部肿物、纵隔淋巴结肿大等，支气管镜检查是进一步诊疗的手段。⑤其他情况：如肺移植患者并发症、外伤后气道损伤评估等。

2. 支气管镜检查有哪些禁忌证

支气管镜技术日臻成熟，目前无绝对禁忌证。但下列情况发生并发症的风险显著高于一般人群：①急性心肌梗死后 4 周内：如果患者刚刚经历了心肌梗死，那么医生不建议在心肌梗死后 4 周内行支气管镜检查。梗死后 4 到 6 周内，需要在心内科医生的协助下评估。②活动性大咯血：对于正在大量咯血的患者，支气管镜检查可能会增加并发症风险。③血小板过低：血小板计数如果低于 $20 \times 10^9 /$ 升，就不建议进行支气管镜检查。低于 $60 \times 10^9 /$ 升时，可以做支气管镜检查，但是不建议在镜下进行黏膜活检或经支气管肺组织活检。④妊娠：除非有特殊情况，一般不建议在怀孕期间进行支气管镜检查，最好等到分娩后或妊娠 28 周后再进行。⑤其他情况：如果患有恶性心律失常、不稳定型心绞痛、严重心肺功能不全、高血压危象或严重肺动脉高压等疾病，也不适合进行支气管镜检查。

 误区解读

1. 支气管镜检查很危险

这种说法是错误的。据我国学者报道，支气管镜检查的严重并发症的发病率仅为 0.637%，病死率仅为 0.013%。并且医生对于所有可能的并发症均有相应的处理措施，因此支气管镜检查是一种较为安全可靠的检查，无须过多担心。

2. 支气管镜检查很痛苦

支气管镜检查是在麻醉下完成的。如果是全身麻醉，患者一般没有不适，可以很好耐受。而局部麻醉检查时，患者术前会接受麻醉剂喷洒或雾化，术中随着支气管镜的深入，医生同时会逐步麻醉内镜周围的组织，并根据患者是否出现不适调整麻醉剂量，因此大多数患者也可以耐受局部麻醉下的支气管镜检查。

总之，医生在支气管镜检查时会根据患者病情选择相应的麻醉方式，大多数患者能够耐受，因此支气管镜检查并不痛苦。

什么是胸膜腔穿刺术

红女士，51 岁，近期发现活动后劳累明显，自觉心跳快，尤其上坡时感觉气不够用，在家休息后，症状较前加重，家人带她去医院做胸部 X 线检查，报告显示"左侧大量胸腔积液"，医生看了片子后说："需要抽胸水送化验"，小红和家里人听说要用穿刺针抽胸水，感到有些害怕，担心刺破心肺会发生危险。

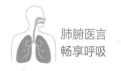

 小课堂

1. 什么是胸膜腔穿刺术

胸膜腔穿刺术是一种从胸膜腔内抽取积液或积气的常见医疗操作，这项技术对于明确病因及治疗都具有重要意义。

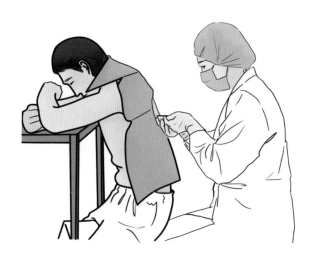

胸膜腔穿刺术模拟图

2. 什么情况下需要做胸膜腔穿刺

当患者出现以下情况时，医生可能会考虑进行胸膜腔穿刺术。

（1）胸腔积液：当胸腔内积聚了过多的液体时，胸膜腔穿刺术可以用于抽取积液，以缓解呼吸困难和胸痛等症状，并可用于明确胸腔积液的病因。

（2）气胸：胸腔内积气，会导致肺部受压缩和呼吸困难。胸膜腔穿刺术可以用于抽取积气，恢复正常呼吸功能。

（3）治疗性穿刺：如需脓胸抽脓灌洗治疗或需胸腔内注入药

物者可行胸膜腔穿刺术。

需要强调的是，胸膜腔穿刺术有一定的风险，应由专业医生根据患者具体情况进行综合评估，只有在医生认为是对患者有益且风险可控的情况下，才会推荐进行胸膜腔穿刺术。

3. 胸膜腔穿刺术的禁忌证

①病情危重，不能耐受操作者；②对麻醉药物过敏者；③穿刺部位有感染者；④有严重出血倾向者，如凝血功能障碍；⑤患有精神疾病或不能合作者。

 知识扩展

1. 胸膜腔穿刺的注意事项

作为接受胸膜腔穿刺术的患者，需要注意以下几点。

（1）术前：完善术前检查，了解胸膜腔穿刺术的过程，与医生进行充分的交流和沟通，确保患者和家属对手术的目的、过程、风险和可能的并发症有清楚的理解。穿刺当天吃完早餐后禁食、禁水，做好心理准备，可以通过寻求家人、朋友的支持来帮助缓解焦虑和紧张情绪。

（2）术中：在操作过程中保持穿刺体位，尽量不要随意活动，避免咳嗽。如果感到任何不适或疼痛，及时告知医生，医生会采取适当的措施缓解症状。

（3）术后：遵医嘱进行休息，避免剧烈活动或过度用力。保持穿刺部位的干燥，避免碰水；如留置引流管，严格按照医生医嘱每日引流量执行，如有头晕、气促、胸部有压迫感或剧痛等异常，

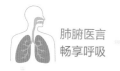
应及时告知医生并遵医嘱按时复诊。

2. 胸膜腔穿刺术的风险与并发症

胸膜腔穿刺术是一项相对安全的操作，但存在一些风险与并发症。可能出现的并发症包括出血、感染、气胸、胸膜反应等。然而，这些并发症和风险的发生概率相对较低，如果在术中或术后出现如持续的胸痛、呼吸困难或感染迹象，应立即向医生报告，医生会采取相应的措施来减少并发症的发生。

误区解读

胸膜腔穿刺容易刺破肺和心脏，不能做

这个说法是错误的。胸膜腔穿刺术是一项常见且安全的医疗操作，虽然存在一定的风险，但经验丰富的医生在进行胸膜腔穿刺时会采取必要的预防措施，以减少风险。在穿刺前，医生通常会使用如超声引导的技术来准确定位穿刺点，以避免误刺关键器官。此外，医生在穿刺过程中会时刻监测穿刺位置，以确保安全。意外穿刺损伤的情况相当罕见。

因此，不能因为担心有误刺关键器官的风险而拒绝做胸膜腔穿刺。如果患者或家属对胸膜腔穿刺有相关疑问，可以与医生详细讨论，了解相关的风险和益处，并在医生的指导下做出决策。

什么是经皮穿刺肺活检术

　　69 岁的张爷爷长期吸烟，近期咳嗽、咳痰 1 个月了，自行吃了些药，没有明显好转，于是儿子带他来医院就诊，完善胸部 CT 检查后发现右肺有个肿块。医生予以支气管镜检查，气管腔内没有发现病灶，于是给予抗感染和对症治疗。1 个月后复查胸部 CT 发现肺部肿块反而增大了。医生仔细分析张爷爷肺部占位的影像表现，不能排除肺部恶性肿瘤，建议行经皮穿刺肺活检术进一步确诊。张爷爷问医生："这个是啥检查呢？感觉有点吓人，要穿肺啊？"

 小课堂

1. 什么是经皮穿刺肺活检术

　　这是临床非常常用的一种获取病理组织的临床诊断手段，主要指在 CT 等影像设备引导下，穿刺针经皮穿刺肺部病灶获取细胞学或组织学材料，以明确病变病理学性质的一种介入微创诊疗技术。主要适用于肺部有病变（如肿块、结节、软组织病变）的患者。通过 CT 扫描确定病变部位、穿刺点、穿刺方向、穿刺深度，再进行穿刺活检，确保安全、有效地将穿刺针刺入病变组织，并取出部分组织用于病理检测，明确病变性质。从而对患者进行个体化、精准化治疗。

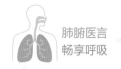

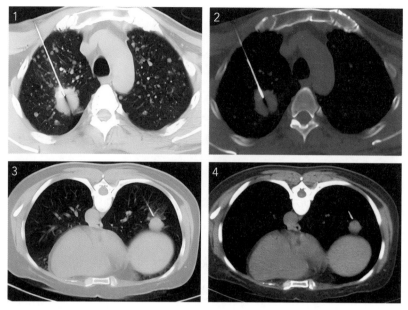

注：1 ~ 2. 两图提示右上肺肿块，3 ~ 4. 两图提示右下肺结节，该患者正在行 CT 引导下

经皮穿刺肺活检术。

CT 引导下经皮穿刺肺活检术

2. 为什么要做经皮穿刺肺活检术

许多肺部周围性病变由于无法在支气管镜直视下活检，或无法准确定位，或准确定位后活检钳无法到达病灶，或活检结果为阴性，而仍不能明确诊断。此时，经皮穿刺肺活检术就显示了其优越性。在进行疾病诊断时，比如肺癌在胸部 CT 表现为毛刺征（肿块周围伸向外面的细小线状阴影）、分叶征（肿块轮廓呈多个弧形、凹凸不平）等影像特征高度提示肺癌可能，但难以准确诊断，这时需要病理诊断来帮助我们进一步确定或排除恶性肿瘤。通过 CT 引导下经皮穿刺肺活检术，将组织进行病理学检查，除了组织形态学上的诊断，还可进一步做免疫组化、基因检测等，通过所提供的病

理学依据，指导下一步治疗方案，如采用靶向治疗、免疫治疗等，从而可对患者进行更加个体化的精准治疗，制订治疗策略。

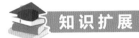 **知识扩展**

经皮穿刺肺活检术主要针对哪些人群

主要是对肺部孤立性和多发性病变、胸膜增厚性病变伴肺内肿块等疾病进行肺实质的活组织检查。包括：肺部尤其是周围的孤立性结节或肿块，诊断不明者；对于肺周围区的病灶或肺门区肿块，支气管镜及相关检查仍不能确诊者；贴近胸膜或胸壁肿块，诊断未明者；肺部周围性单发或多发病变，预计支气管镜检查难以发现病变、明确诊断者；肺部弥漫性病变或非结节性或肿块性局限性病变，支气管镜及相关检查未能明确诊断者。

 误区解读

经皮穿刺肺活检术很危险

此说法错误。这是一种微创、安全、有效的诊断和鉴别诊断的技术。操作在 CT 引导下进行，过程中医生会根据图像的提示，尽量避开骨骼、血管、神经等重要部位，以最短的路径、最佳的角度达到病灶部位，准确命中目标，精确打击、避免伤及"无辜"。但是经皮穿刺肺活检术是一种侵入性操作，在这一过程中，可能会引起气胸、出血、胸膜反应等并发症，大部分患者是可以耐受的，且出现并发症的概率相对较低。一般经皮肺穿刺操作过程约 15 分

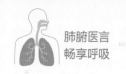
钟。在操作过程中，应尽可能放松，按医生要求的体位，调整尽可能舒适的姿势并在术中保持不动，避免深呼吸、咳嗽等，术中如有不适应及时示意。只要听从医生的建议，就能够安全、快速地完成整个过程。

总是打鼾，有必要做睡眠呼吸检查吗

李先生睡眠时总是打鼾，经常吵醒妻子，自己也总是频繁醒来，睡眠浅，白天工作时总是犯困，甚至开车时有时也控制不住犯困。于是他去医院寻求帮助，医生怀疑他可能患有阻塞性睡眠呼吸暂停这个疾病，建议他做多导睡眠监测，以进一步评估睡眠情况和明确是否存在阻塞性睡眠呼吸暂停。

 小课堂

1. 什么是多导睡眠监测

多导睡眠监测是一种非侵入性的医学检查方法，用于全面评估睡眠和呼吸情况，是国际公认的诊断睡眠呼吸暂停的"金标准"。这个检查通常在睡眠实验室中进行，完成这个检查通常需要一整夜的时间。被检查者会在监测期间佩戴多个传感器和电极，这些传感器会测量和记录呼吸频率、呼吸流量、鼾声、外周血氧饱和度、心率和睡眠阶段等数据。

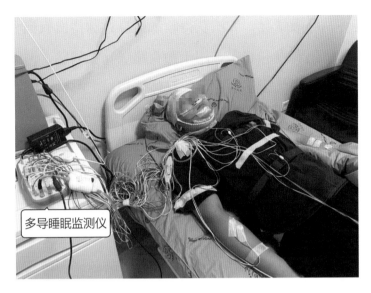

多导睡眠监测

2. 哪些人需要做多导睡眠监测

多导睡眠监测主要适用于以下几类人群。

具有阻塞性睡眠呼吸暂停症状的人，如频繁打鼾，并伴随夜间窒息感、白天犯困或注意力不集中等；需要评估持续正压通气疗效的人，对于已经被诊断为阻塞性睡眠呼吸暂停的患者，该检查可用于判断家用呼吸机是否有效地减少了呼吸暂停和低通气事件；怀疑有睡眠行为障碍的人，如睡眠时异常行为等；怀疑有发作性睡病的人，该疾病的主要特征是白天过度嗜睡，伴或不伴猝倒发作。

3. 睡眠呼吸监测设备有哪些分类

睡眠呼吸监测设备通常可分为以下四类。

多导睡眠监测仪：用于全面评估睡眠和呼吸情况；便携式多导睡眠监测仪：相对于多导睡眠监测仪更小巧，便于移动携带，主要用于住院患者的床旁监测；便携式家庭睡眠监测仪：通常在家中完

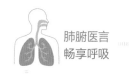
成，只能评估呼吸情况，无法获得睡眠信息；脉搏血氧饱和度仪：只能记录血氧饱和度和心率，用于筛查睡眠呼吸问题，但无法作为确诊阻塞性睡眠呼吸暂停的手段。具体选用以上哪种睡眠呼吸监测设备，应由医生全面评估病情后决定。

 知识扩展

睡眠呼吸监测的新型设备

睡眠呼吸监测的新型设备主要包括腕式睡眠监测设备和消费者级别的睡眠监测设备。

Watch PAT 是一种新型的便携式家庭睡眠监测仪，它通过佩戴在手腕上的传感器，监测心率、血氧饱和度、呼吸流量和呼吸努力等指标，用于筛查睡眠呼吸问题。与传统的便携式家庭睡眠监测设备相比，Watch PAT 更加方便易用，无须佩戴额外的传感器或电极，这使得被检查者可以更加舒适地进行睡眠监测，减少了不适感和干扰。需要注意的是，部分腕式睡眠监测设备是专业医疗设备，需要由具有睡眠呼吸医学背景的医生来操作和解读结果。

消费者级别的睡眠监测设备是指面向一般消费者的可购买和使用的设备，用于记录和评估个人的睡眠质量和睡眠模式。这些设备通常是便携、易于使用的，并通过传感器和智能算法来监测和分析睡眠数据。消费者级别的睡眠监测设备近年来发展迅猛，包括智能手环、智能手表、智能床垫、手机应用平台等，其准确性和可靠性尚缺乏足够的临床验证，目前不推荐应用于阻塞性睡眠呼吸暂停的临床诊断。

误区解读

便携式家庭睡眠监测仪可以完全代替多导睡眠监测仪

这种观点是错误的。与多导睡眠监测仪相比，便携式家庭睡眠监测仪通常只能记录基本的呼吸、血氧饱和度等信息，无法获得完整的睡眠信息，并且便携式家庭睡眠监测仪的数据采集受限于使用者的自我操作和环境条件，可能存在一定的误差和不准确性。因此，多导睡眠监测仪能更全面和可靠地评估睡眠和呼吸情况。对于合并其他心肺疾病、神经系统疾病或严重失眠的可疑阻塞性睡眠呼吸暂停的患者，推荐使用多导睡眠监测仪而不是便携式家庭睡眠监测仪来明确诊断。只有在某些情况下，如对于无合并症的、可疑具有中重度阻塞性睡眠呼吸暂停的患者，才可选择使用便携式家庭睡眠监测仪来完成诊断。

变应原皮肤试验怎么做

小学生小雨经常感觉鼻子痒、爱打喷嚏，特别是在家里换床单、打扫卫生的时候，喷嚏更是不停，还会流清鼻涕，但是，一离开房间，鼻痒、打喷嚏、流鼻涕就会好很多。而且，小雨在学校做清洁、擦黑板的时候还时不时感到胸闷、气短，不擦黑板就没事儿。到医院检查，医生考虑小雨患上了变应性鼻炎、可能还患有支气管哮喘，建议小雨做变应原皮肤试验和肺通气功能检查。小雨很不解，怎么还要做"皮肤试验"呢？

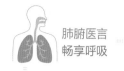

 小课堂 ···························

1. 什么是变应原皮肤试验

IgE 介导的过敏性疾病是儿童常见的疾病，变应性鼻炎、哮喘、湿疹都属于此类疾病。检测变应原是诊断过敏性疾病的必要手段，有利于疾病的治疗与管理。可以通过皮肤试验或体外试验证实存在针对某种或某些变应原的特异性 IgE。皮肤试验的方法有皮肤点刺试验和皮内试验，其原理是变应原作用于局部皮肤发生 I 型变态反应，刺激炎性细胞释放组胺、神经肽类等炎性物质，使检测部位出现风团反应，根据风团大小判断阳性级别，反映机体对所测试变应原的敏感程度。

2. 变应原皮肤试验该怎么做

皮肤点刺试验是变原皮肤试验中常用的一种，是用 70% 乙醇溶液清洁皮肤后，在前臂掌侧表面或上背部滴上标准化变应原提取液，然后用点刺针穿过变应原液滴进行点刺。同时滴上组胺液作为阳性对照，也进行点刺。组胺对照作用 10 分钟，变应原提取物作用 15 ~ 20 分钟后，通过测量风团的最大直径（以毫米计）来记录阳性结果。皮内试验是将 0.02 ~ 0.05 毫升的稀释变应原提取物注射到皮肤中，在皮内形成一个皮丘，随后观察产生的风团大小来判断是否为阳性。皮内试验比皮肤点刺试验敏感，但发生全身过敏反应的风险更高，故通常在皮肤点刺试验阴性后进行。皮肤点刺试验操作简单，对吸入变应原的阳性预测意义较高，结果重复性较好，成本较低，能快速获得检测结果，无须静脉穿刺，所以对于转诊到呼吸科或者耳鼻喉科的患儿，在没有皮肤疾病（如湿疹）或药物使用（如抗组胺药物）干扰的情况下，可以选择皮肤点刺试验。

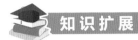 **知识扩展**

1. 怎样解读变应原皮肤试验的结果

皮肤试验阳性提示为相应变应原致敏状态，但不等同于罹患过敏性疾病，需要结合病史以判断；风团直径越大，与过敏性疾病越相关，但与疾病的严重程度无关；皮肤试验阴性时，很大程度上可以排除相应变应原造成的过敏。皮肤点刺试验反应强度采用皮肤指数（SI），分别测量变应原点刺液和组胺对照风团的最大直径和最小直径，并计算出各自的平均直径，点刺液风团平均直径与组胺对照风团平均直径的比值即为 SI，分为 4 个等级。$+$：$0.3 \leqslant SI < 0.5$；$++$：$0.5 \leqslant SI < 1.0$；$+++$：$1.0 \leqslant SI < 2.0$；$++++$：$SI \geqslant 2.0$。皮肤点刺试验对各类变应原的灵敏性和特异性各不相同，应当在临床表现的基础上解读皮肤试验结果。

2. 血清特异性 IgE 检测和变应原皮肤试验有什么区别

两种方法的诊断价值相似，敏感度都较高。与变应原皮肤试验相比，血清特异性 IgE 具有不受皮肤疾病或药物使用的干扰、没有全身过敏反应的风险、可检测的抗原种类较多的优点，但是，血清特异性 IgE 检测的费用较高、不能快速出结果、检测结果不如变应原皮肤试验直接可观。因此，在临床实践中，会根据患者的疾病状态、用药情况、对检测项目的接受度来选择适合的变应原检测方法。

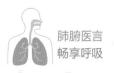
 误区解读

哮喘儿童不一定需要进行变应原皮肤试验

这种说法是错误的。支气管哮喘是儿童最常见的慢性过敏性疾病之一，目前建议采取采用四位一体的联合治疗方法，即避免接触变应原、药物治疗、变应原免疫治疗和患者教育。大部分病例经经验性治疗和回避变应原后病情可以得到有效控制。对于持续性哮喘患者，评估变应原暴露的情况，有助于教育患者避免接触变应原，指导医师开展变应原特异性免疫治疗。所以，对于哮喘儿童，推荐进行变应原检测。

答案：1. B；2. C；3. ×

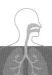

健康知识小擂台

单选题：

1. 一张 X 线片检查产生剂量辐射约为在自然环境下的户外待（   ）

    A. 1 ~ 5 天　　　　　　B. 5 ~ 10 天

    C. 10 ~ 15 天　　　　　D. 15 ~ 20 天

2. 肺通气功能障碍最常见于哪种疾病（   ）

    A. 高血压　　　　　　　B. 糖尿病

    C. 慢性阻塞性肺疾病　　D. 肝炎

判断题：

3. 支气管镜检查非常安全，因此术后可以立即离院。

    （   ）

呼吸系统疾病
检验检查自测题
（答案见上页）

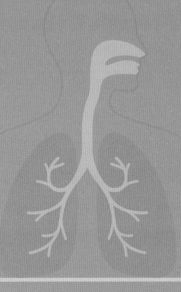

呼吸系统疾病
全面了解

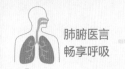
俗话说：知己知彼，百战不殆。只有了解肺部疾病进展，清楚自身身体状况，懂得科学治疗方法，积极配合医务人员，才能共同抵御病魔。本部分针对我国常见的肺部疾病，包括肺部感染、慢性支气管炎、哮喘等，结合生动活泼的案例，围绕大众最关心的问题，逐一讲解常见呼吸系统疾病的知识与误区。旨在帮助读者更清晰地了解肺部疾病的发生发展。

急性上呼吸道感染，人人都会得的病

小李是一名30岁的上班族，上周末他健身后全身汗淋淋的，马上对着空调风口吹了一会儿。回到家小李就感觉发冷，打喷嚏，不停地擤鼻涕。当天晚上小李感觉咽喉痛，出现发热，体温达到38.2℃。小李的爱人劝他去发热门诊化验检查一下，别是什么传染性疾病。小李赶忙到医院做了检查，医生告诉他就是"急性上呼吸道感染"，吃点儿对症药，注意休息就可以了。

 小课堂 ● ● ● ● ● ● ● ● ● ● ● ● ● ● ● ●

1. **急性上呼吸道感染是怎样发生的，有什么临床症状**

急性上呼吸道感染，俗称"感冒"，也有人简称为"上感"，是每个人都会患的呼吸病。一般表现为普通感冒，也可以表现为急性咽炎、喉炎等。上呼吸道感染常见病原体是病毒（如鼻病毒、副流感病毒等）。上呼吸道感染全年均可发病，冬春季节多发。主要通过含有病毒的飞沫传播，也可通过被污染的手和用具传染。季节变化、处在人群拥挤的环境、久坐不动、年龄增大、吸烟、营养不良、过度疲劳这些因素都容易导致急性上呼吸道感染。

上呼吸道感染起病较急，初期有咽部干、痒或烧灼感，可有打喷嚏、鼻塞、流清水样鼻涕等症状。2~3天后，鼻涕变稠，常伴咽痛、流泪、听力减退、味觉迟钝、咳嗽、声音嘶哑和呼吸不畅等上呼吸道症状。通常全身症状较轻，有时可出现低热、轻度畏寒和头痛。

2. 急性上呼吸道感染可以自愈吗，如何预防和治疗

普通感冒大多为自限性，一般5~7天可以痊愈，不用药也可以自愈。老年人和儿童容易出现感冒并发症。若伴有基础疾病的普通感冒患者临床症状较重、迁延不愈，容易出现并发症。如果1周后感冒症状仍未明显好转或消失，应及时去医院就诊检查。

加强锻炼，增强体质，生活规律，改善营养状态，避免受凉和过度劳累有助于降低易感性，是预防感冒最好的方法。注意手卫生、勤洗手是减少上呼吸道感染的有效方法。上呼吸道病毒感染目前无特效的抗病毒药物，所以以对症治疗、缓解感冒症状为主，同时注意休息、补充水分、保持室内空气流通、清淡饮食，保持鼻、咽和口腔卫生。患者治疗以对症治疗为主，可以使用包含解热镇痛、抗过敏、减轻鼻黏膜充血、止咳作用的复方感冒药或者中成药，普通感冒无须使用抗生素。

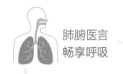

知识扩展

流行性感冒和普通感冒有什么区别

流行性感冒，简称"流感"，是一种由流感病毒所致的急性呼吸道传染病，通过呼吸道飞沫传播，具有高度传染性。流感临床特点是起病急、病程短，有高热、头痛、乏力、全身肌肉酸痛等全身中毒症状，但呼吸道症状相对较轻，不像普通感冒以鼻塞、流涕、喷嚏症状为主。流感传染性远高于普通感冒，主要传染源为急性期患者及隐性感染者（在病初 2 ~ 3 天传染性最强）。在流感病毒面前，即使是年轻体壮的人也很难防御。流感可以通过每年注射流感疫苗进行预防，而普通感冒无法通过疫苗来预防。流感起病急骤，潜伏期不到 3 天，最短仅数小时就可发病。流感如果为轻型的可以自愈，老年人和有基础疾病的患者可能合并出现病毒性肺炎、脑膜脑炎、心肌炎等严重并发症，可以危及生命，这可比感冒凶险得多！因此一旦出现流感症状，要及时到发热门诊进行流感病毒检测，做到早发现、早诊断、早治疗。

如何区分流行性感冒和普通感冒

误区解读

出现急性上呼吸道感染（感冒）就去输液，好得快

上呼吸道感染通常是由病毒感染引起的，没有特效药物，并且通常 1 周内可以自愈，患者使用药物治疗时首选口服对症药物，使用针对细菌的抗生素药物是无效的，所谓的"输液消炎好得快"，

完全没有道理，还有可能引起副作用。上呼吸道感染患者应避免盲目静脉输液。静脉输液仅适用于以下几种情况：①因感冒导致患者原有基础疾病加重，或出现并发症，需要静脉给药；②由于患者出现严重腹泻或高热导致脱水、电解质紊乱，需补充水和电解质；③由于胃肠不适、呕吐而无法进食，需要通过补液维持身体基础代谢。

病毒性肺炎知多少

　　小美是一名程序员，工作常常需要熬夜，她自幼体弱多病，在季节交替时容易感冒。今年冬天，办公室里同事们接连开始咳嗽、流涕，小美也出现了肌肉疼痛、咽痛、咳嗽的症状，因为加班、连续熬了几夜后，她的症状并没有好转，而是进一步出现了发热、乏力、呼吸困难，她不得已去了医院急诊就诊，医生在给她做了一系列的检验检查后，诊断她得了"病毒性肺炎"。小美为什么会被诊断为病毒性肺炎？她要如何治疗才能好转呢？

 小课堂

1. **什么时候应怀疑得了病毒性肺炎，如何进行诊断**

　　常见的导致病毒性肺炎的病毒多在冬春季节流行，这些病毒在聚集的人群中容易传播，人群之间相互传染。当你处于集体工作、生活的环境，或到了人员相对密集的地方，同时此地在冬春季节有

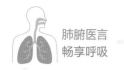
许多人出现了发热、咳嗽、流涕、咽痛、肌痛的症状，而你也出现了相似的症状，并且可能伴随着胸痛、呼吸困难时，应怀疑是否患了病毒性肺炎。

病毒性肺炎的诊断需要依靠以下两点：第一，胸部 CT 检查或胸部 X 线检查出现肺部感染的表现；第二，采集呼吸道病原标本（一般选择鼻拭子、口咽拭子、痰），进行病毒核酸检测，核酸检测阳性可最终确诊是何种病毒导致的肺炎。

什么时候应怀疑
得了病毒性肺炎

2. 如何预防病毒性肺炎

在病毒感染高发的冬春季节，应注意保暖，保持室内通风，对于脆弱人群，尽量避免至人群聚集处，做好自我保护，注意预防季节性感冒。同时，在生活中注意个人卫生，做好洗手等个人清洁工作。加强锻炼，注意休息，提高自身免疫力。

3. 病毒性肺炎应如何治疗

对于症状较轻的病毒性肺炎，具有一定的疾病自限性，主要采取支持治疗，包括休息、对症退热、补充水分、电解质及维生素、营养充足，一段时间后疾病即可自愈。若可明确是哪一种病毒感染，可针对性选择抗病毒药物，只有部分病毒引起的感染有针对性药物。同时，在感染病毒性肺炎时，应特别注意个人卫生及避免交叉感染，避免继发细菌性肺炎。如果部分患者出现低氧血症等较为严重的情况，应尽快到医院寻求医疗帮助。

知识扩展

1. **病毒性肺炎主要由哪些病毒引起**

在成人中，病毒性肺炎相关的病毒主要包括流感病毒、冠状病毒、腺病毒，以及一些容易感染上呼吸道但极少导致肺炎的副流感病毒、鼻病毒、呼吸道合胞病毒、肠道病毒等。

在儿童中，病毒性肺炎主要以呼吸道合胞病毒为主要致病病毒。

除了这些常见的病毒，近年来新出现的病毒，如冠状病毒中的SARS-CoV 导致严重急性呼吸综合征（非典型性肺炎），MERS-CoV 导致中东呼吸综合征，禽流感病毒等感染的严重程度和致死性，较常见病毒明显增加，需引起警惕。

2. **病毒性肺炎发展为重症肺炎的相关因素有哪些**

首先是病毒的种类，某些种类的病毒性肺炎，例如上文提到的SARS-CoV、MERS-CoV，其发展为重症肺炎的风险明显增加。同等重要的是患者自身条件，有基础疾病和免疫缺陷的人群，较易发展至重症肺炎。

 误区解读

感染病毒就会发展为病毒性肺炎

这种说法是错误的。大部分病毒感染只局限于上呼吸道，即我们所理解的口、鼻、咽喉部，而只有少部分病毒感染的情况会累及下呼吸道，即累及气道、肺等，导致病毒性肺炎。我们常说的感

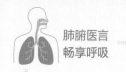
冒，一般指上呼吸道感染。而当病毒感染发展至肺炎时，其严重程度及预后与上呼吸道感染明显不同。

细菌性肺炎知多少

王大叔平日里大量抽烟，长期以来咳嗽、咳痰。某一日下大雨忘了带伞，受凉淋雨回家，当天晚上就开始出现高热，伴有咳嗽、咳铁锈色痰，自己吃了些感冒药没有好转，两天后出现右侧胸痛，深呼吸时疼痛更加明显，王大叔无法忍受只好就医。医生给他拍了胸部CT，抽血化验后诊断为"细菌性肺炎"，建议他静脉输抗生素治疗。王大叔为什么会得细菌性肺炎呢？

 小课堂

1. **细菌性肺炎的主要表现有哪些，需要做哪些检查**

患细菌性肺炎，一般会出现发热、畏寒、寒战、咳嗽、咳痰等表现，咳黄痰或铁锈色痰，同时有可能伴有胸痛、呼吸困难。

需要进行胸部影像学检查（如胸部CT检查或X线检查），并抽血对炎症指标进行化验（如血常规、快速C反应蛋白等），判断具有上述症状的患者是否患有细菌性肺炎。但要最后判断是否为细菌感染，并确认是哪种感染，还需要进行病原学检测。病原学检测一般采用痰培养，从呼吸道里找细菌，也有一些细菌可以通过抽血或查尿找到相应证据。

2. 哪些人容易得细菌性肺炎

具有某些危险因素的患者容易得这种病，例如高龄患者、免疫力弱的人群（服用糖皮质激素、化学治疗、存在免疫缺陷等）、有呼吸系统或全身基础病的人（如慢性阻塞性肺疾病、糖尿病等）、酗酒、经常误吸等。

此外，环境暴露因素也使得一部分人群较容易得细菌性肺炎。例如，生活在群居的环境中，若水源受到军团菌污染，可能导致在此环境中的人们得军团菌肺炎的比例大大升高。

 知 识 扩 展

得了细菌性肺炎，治疗上有哪些需要关注

首先，需要判断病情的严重程度，根据其严重性选择不同的医疗支持强度，如仅需口服抗生素或需输液治疗，更甚者需住院治疗，这一点应由专业的医务人员来判断。

其次，目前更加强调针对性治疗，因此，在有条件的情况下，应尽量明确病原学，即具体是哪一种细菌感染，有针对性地选择可针对它的抗生素。但有时因为时间因素或条件限制，很难快速明确具体的病原体，也可以根据患者患病的场景或既往的病史、自身身体条件，经验性选择抗生素。

同时应该注意，每种抗生素都有其用法和疗程，应遵医嘱，规范地完成治疗疗程和用法用量。

而与使用抗生素同等重要的是支持治疗，即充分的休息、充足的营养、注意个人卫生。

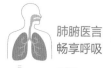

 误区解读

咳嗽就应该吃抗生素

不是的。并不是所有咳嗽都是由于感染引起的，也不是所有感染都是细菌感染，并且常见的抗生素对病毒感染和真菌感染是没有效果的。

对于"咳嗽就吃抗生素"的情况，有可能弊大于利。长期滥用抗生素，会使身体对一些常用抗生素产生耐药性，将来治疗的选择就会变少，同时也可能导致身体的正常菌群紊乱。

小故事　青霉素的发现

英国细菌学教授亚历山大·弗莱明在放暑假时急匆匆从实验室离开，留下实验台上杂乱无章的用具。等他度假归来时，惊觉实验台上的培养基长满了金黄色的细菌，但有一个培养基不同，在青绿色的菌周围不长金黄色的菌，仿佛有一道天然屏障保护着它。弗莱明受到启发，是否这种青绿色的菌是这种金黄色细菌的天然"敌人"？它是否可产生某些特殊的物质对抗一些其他的细菌？后来，他从这种青绿色的菌中提取出了青霉素，并且发现青霉素还能杀灭白喉菌、炭疽菌、链球菌和肺炎链球菌等，这是人类发现的第一种抗生素。

真菌性肺炎知多少

张阿姨因为得了干燥综合征，长期服用糖皮质激素治疗。张阿姨平日里喜欢摆弄植物，自己种了很多花草和蘑菇等。近几个月，她逐渐发现自己常常咳白黏痰，并且出现呼吸困难的症状。为此，她去医院做了胸部 CT，医生说她的肺上出现了一个"洞"，给她留取了痰，从痰里找到了一种真菌，确诊是"真菌性肺炎"。张阿姨为什么会得这种病呢？

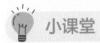 小课堂

1. 感染真菌性肺炎的高危因素有哪些

有肺部基础疾病的患者是真菌性肺炎的高危人群，如患有慢性阻塞性肺疾病、支气管扩张症、肺癌、肺结核、尘肺等。有其他基础疾病，如艾滋病、恶性肿瘤、糖尿病、白血病、尿毒症、自身免疫病等，也是高危因素。

其他诱发因素，如使用糖皮质激素、免疫抑制剂，接受化学治疗、放射治疗、器官移植、气管插管等，使患者免疫力降低的原因，也属于高危因素。

某些特殊的接触史，如从事动物皮毛加工、酿造、挖掘工作、养鸟、接触鸽子粪，或到过某些真菌流行地域旅行。

2. 真菌性肺炎主要有哪些表现，需要做哪些检查诊断

真菌性肺炎常见的症状有发热、咳嗽、咳痰、胸痛、血痰、咯

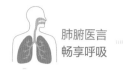
血。患者的胸部 CT 可见空气新月征、晕征等。从病原学的角度，找到真菌可以确诊，一般使用痰病原学或肺泡灌洗液病原学。有一些血液化验指标可以协助诊断，如 β-D- 葡聚糖试验（又称 G 试验）、半乳甘露聚糖抗原试验（GM 试验）、曲霉 IgG/IgE、隐球菌血抗原检测等。

由于很多抗真菌治疗的疗程较长，且使用这些药物的副作用比较大，因此明确病原、选择相应的抗生素很重要。

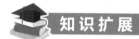 知识扩展

真菌性肺炎的治疗要点有哪些

首先，病原学结果很重要，明确是哪一种真菌感染，可以帮助精准地选择相应的抗生素。

因为大部分真菌性肺炎治疗疗程较长，且这些药物具有一定的副作用，有时还需在使用过程中严格地监测药物的浓度，关注药物之间的相互作用，因此，在进行抗真菌药治疗时，需全程在医师指导下严格用药。

某些患者，除选择药物治疗外，还可以考虑手术切除治疗。

维持好的身体状态，处理好并发症也很重要。例如，毛霉菌感染的患者，需警惕大出血的发生。

常年咳、痰、喘，原来是"老慢支"

　　张师傅是机床厂工人，今年50岁了。他从一上班就开始吸烟，到现在30多年了，每天要抽一包烟。最近10多年来，张师傅一到冬天降温或者换季季节就咳嗽、咳痰，痰是灰白色的黏痰，有时候咳嗽咳得晚上睡不好觉。现在发展到每天都咳痰，张师傅觉得挺苦恼，在人多的场合忍不住咳痰就尤其尴尬。张师傅最近到呼吸科检查了一下，医生告诉他原来是得了慢性支气管炎，就是老百姓说的"老慢支"，这个病还不容易好呢！

 小课堂

1. 慢性支气管炎是怎么回事儿

　　慢性支气管炎就是气管和支气管黏膜存在慢性炎症，由于反复感染或者吸烟这些非感染因素引起。如果一个患者有连续2年以上，每次持续3个月以上的咳嗽、咳痰等症状，通过呼吸科检查排除了其他疾病，就可以诊断慢性支气管炎。慢性支气管炎在早期一般症状比较轻微，通常在冬季发作，天气转暖后缓解。随着时间的推移，患者的慢性炎症不断持续并加重，咳嗽咳痰症状可以长年存在，不分季节，每天都出现症状。疾病进展到后期可以并发阻塞性肺气肿、慢性阻塞性肺疾病，甚至肺源性心脏病，严重影响日常活动和健康。

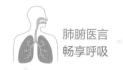
2. 有没有方法预防和治疗慢性支气管炎

　　针对发病因素，应当首先通过避免吸烟或戒烟来预防慢性支气管炎。了解吸烟的危害性，青少年要杜绝吸烟。还要加强个人卫生，加强体育、肺功能和耐寒锻炼，以增强体质，预防呼吸道感染，提高机体抗病能力。改善环境卫生，消除大气污染，避免环境中有害粉尘和颗粒物的吸入，以降低慢性支气管炎的发病率。

　　症状明显的慢性支气管炎患者可以服用止咳祛痰药物。黏液黏稠的患者应补充水分，使痰液变稀薄，有利于痰液的排出。痰量较多者或者老年体弱无力咳痰患者可规律应用祛痰药物。慢性支气管炎急性发作的患者应该及时就诊，根据化验检查情况加用抗感染药物，部分合并肺部感染的患者还要留取痰的病原培养。急性期症状重的患者可以使用化痰、舒张支气管药物进行雾化治疗，以加强局部抗炎及稀释痰液的作用。

知识扩展

慢性咳嗽和慢性支气管炎是一回事儿吗

　　有些患者出现持续刺激性咳嗽症状，持续时间超过 8 周，做胸部 X 线检查正常，这类咳嗽成为不明原因慢性咳嗽。慢性咳嗽通常咳痰不明显，而慢性支气管炎咳痰症状更明显。慢性咳嗽中最常见的是咳嗽变异性哮喘，患者容易在夜间或者清晨出现咳嗽加重，常常在接触冷空气、刺激性气体或上呼吸道感染后诱发或原有症状加重。很多患者服用抗生素及镇咳药物疗效不佳。这些患者需要通过肺功能检查、支气管激发试验等检查来确诊。咳嗽变异性哮喘的治疗跟哮喘一样，需要使用支气管舒张药和吸入性糖皮质激素（ICS）治疗，治疗后咳嗽往往能明显缓解，治疗效果比慢性支气管炎更好。其他引起慢性咳嗽的原因还包括上气道咳嗽综合征、嗜酸性粒细胞支气管炎、胃食管反流等。

误区解读

出现喘息症状的"老慢支"是单纯的慢性支气管炎

此说法错误，如果患者在慢性咳嗽咳痰的症状的基础上出现喘息和呼吸困难的症状，提示患者已经不再是单纯的慢性支气管炎，而是合并了慢性阻塞性肺疾病，出现了肺功能的受损和气流受限。患者长期吸烟、暴露于有害颗粒或气体中，往往首先出现慢性咳嗽咳痰的"老慢支"症状，后续出现肺功能受损就会发展为慢性阻塞性肺疾病。慢性阻塞性肺疾病患者早期的气短或呼吸困难仅在劳动时出现，之后逐渐加重，以致日常活动甚至休息时也感到呼吸困难。肺功能检查对慢性阻塞性肺疾病的诊断具有确诊价值。因此如果有慢性咳嗽、咳痰症状，应当到医院做肺功能检查，如果达到气流受限的标准，就应当诊断为慢性阻塞性肺疾病。诊断为慢性阻塞性肺疾病后，不能再按照"老慢支"只用止咳化痰药物治疗，而应该尽早规律使用吸入药物治疗。

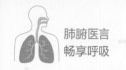

慢性阻塞性肺疾病患者肺功能
可否恢复到正常水平

老李是一位老烟民，已经吸了 30 多年烟，并且至今未戒烟。不知从什么时候开始，老李到冬天或者天气变化的时候，就容易咳嗽、咳痰，最近两年做体力活动时就觉得胸闷，气不够用。在最近一次到社区医院看病的时候，医生告诉他可能得了慢性阻塞性肺疾病，建议他到上级医院做肺功能检查。经过肺功能检查，老李的肺功能已经到了中度损害，医生建议他戒烟，并且开始规律吸入药物治疗。老李感觉非常担心，他特别想知道是不是肺功能再也恢复不到正常水平了？

 小课堂 ● ● ● ● ● ● ● ● ● ● ● ● ● ● ● ● ●

什么是"慢阻肺"

"慢阻肺"全名叫慢性阻塞性肺疾病。"慢"指疾病长期存在，"阻"指气道阻塞，如果把呼吸气道比作一条条"道路"，气流就好比"车流"，道路变窄就会塞车，气道狭窄导致气流进出肺不畅，并且肺内的一些分泌物排出不畅，从而引发胸

正常的细支气管

患病后狭窄的细支气管

慢性阻塞性肺疾病患者的气道改变

闷、咳嗽、咳痰、呼吸困难等症状。

慢性阻塞性肺疾病通过规范的药物治疗和非药物干预，是不会影响日常生活和工作的。但在某些特定诱因和自我管理不善时，慢性阻塞性肺疾病会急性发作。多次反复的急性发作会使气道狭窄呈进行性发展，即使病情缓解，气道功能也无法恢复到发病前的状态。正常人第一秒吸入的气体容积每年会下降 30 毫升左右，慢性阻塞性肺疾病患者可能会达到每年 100 毫升左右，较正常人下降程度要严重一些。因此慢性阻塞性肺疾病就像高血压、糖尿病等疾病一样不能治愈，但是，这并不意味着"慢阻肺"就是绝症，它是可以通过长期规范管理得到控制的。

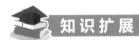 知识扩展

慢性阻塞性肺疾病患者除了规范用药，生活中还需要注意哪些事项

减少接触有害烟雾。 戒烟，尽可能避开吸烟的场所，使用清洁能源，减少生物燃料暴露。

坚持肺康复锻炼。 一动就喘，那干脆就不运动了——这是一些慢性阻塞性肺疾病患者陷入的恶性循环。久坐不动会导致心肺功能、骨骼肌、神经功能进一步退化，一旦活动将喘得更严重。慢性阻塞性肺疾病患者要根据自己的身体情况选择合适的运动（慢跑、散步、太极拳等）。如果想进行规范的康复锻炼，可以请专科医生制订针对性的运动处方。

合理氧疗。 在血氧饱和度低于 88% 时，需要进行家庭氧疗，每天 15 小时以上，流量不超过 3 升 / 分。

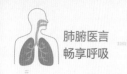
加强营养。多食用富含优质蛋白、维生素、微量元素的食物，忌辛辣、忌烧烤、忌酒。

接种疫苗。在冬季来临之前注射流感疫苗和／或肺炎链球菌疫苗，有助于增强机体免疫力，预防呼吸道感染，预防慢性阻塞性肺疾病急性加重。

避免感冒。注意防寒保暖，预防感冒。

坚持定期复诊。半年复查一次肺功能，看医生评估病情情况。

误区解读

我们没有办法治疗慢性阻塞性肺疾病

此说法是错误的。虽然，目前我们还没有有效的药物能够让患者的肺脏变得"年轻"或逆转肺功能下降，但是这并不意味着我们没有办法治疗慢性阻塞性肺疾病。通过戒烟、药物治疗、康复锻炼、生活方式干预等，我们可以显著延缓肺功能下降的速度，提高生活质量，尽量让患者的生活恢复正常，让大家与"慢阻肺"和平共处。

确诊慢性阻塞性肺疾病后需要终身用药吗

老王是一位老烟民，抽烟 20 多年了，最近几年出现咳嗽、咳痰，到医院检查肺功能后，被诊断为慢性阻塞性肺疾病，在医生的建议下顺利戒烟，并使用吸入药物治疗了 3 个月，目前咳嗽、咳痰症状明显好转。在用吸入药物过程中，老王有一些声音嘶哑和口干的不适症状，同时还有一些病友同他说，吸入药物中还有激素，长时间吸入治疗会引起不良反应，因此他准备去找医生问问，是不是现在症状好了，烟也戒掉了，就不用再用药物治疗了？

慢性阻塞性肺疾病患者需终身使用吸入药物吗

 小课堂

得了慢性阻塞性肺疾病，要一辈子用药吗

一旦患上慢性阻塞性肺疾病，受损的肺功能将很难恢复到正常水平，亦无法根治，积极长期规范治疗可以减轻症状，减少疾病发生频率和严重程度，延缓肺功能下降的速率，同时减少急性发作和住院次数，减轻患者的经济负担。如果随意自行停药，可能会使病情反复或加重，而每一次病情的加重都会导致心肺功能进一步损害，使健康状况逐渐恶化。因此，患者在疾病稳定期也应坚持长期规律用药，切不可"三天打鱼，两天晒网"。

 知识扩展

1. 为什么要进行药物治疗

（1）减缓疾病进展：正常成年人的肺功能也会随着年龄的增长逐渐下降，但慢性阻塞性肺疾病患者的肺功能下降速度更快，药物治疗可以帮助减缓患者肺功能下降。

（2）缓解症状：药物治疗可以缓解症状，改善患者的生活质量。即便患者在早期可能没有感觉有任何症状或是症状不明显，药物治疗仍然可能有益。

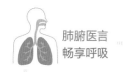
（3）预防和治疗急性加重：慢性阻塞性肺疾病患者可能会出现急性加重，这一般需要门诊或住院治疗。药物治疗可以帮助预防急性加重，从而降低门诊／住院治疗的风险，乃至降低死亡风险。

（4）减少医疗费用：慢性阻塞性肺疾病是一种慢性疾病，需要长期的干预。合理的药物治疗也可以减少患者对急救治疗和医院治疗的需求，从而降低对患者及社会的负担。

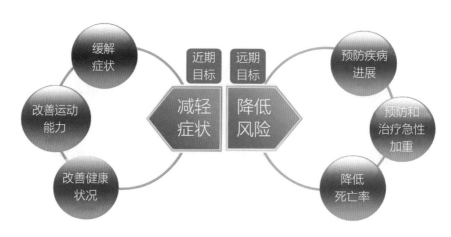

慢性阻塞性肺疾病干预的目标

2. 如何进行药物治疗

进行药物治疗前要先评估患者的症状和气流受限情况，每位患者的干预方案都是个性化的。经医生评估后需要进行药物治疗的话，患者需要遵守医生的建议按照规定的时间和剂量服用药物，如若使用的是吸入药物，则需要正确掌握吸入装置的使用方法。此外，患者也需要了解他们所服用药物的副作用和注意事项。如果出现任何不良反应，应及时告知医生并接受治疗。其他治疗方法也要结合使用，例如运动康复、吸氧等。每位患者都是自己健康的第一责任人，应该与医生密切合作，共同制订治疗计划。

误区解读

吸入药物用多了对身体有害

以上说法错误。吸入药物与口服药物相比剂量小，且直接作用于气道局部，既不经肝肾代谢，也不及胃肠道，极大地避免了对消化系统、肝肾功能的损害，发生全身不良反应的概率及严重程度大大降低。我们可以通过咨询医生，掌握减少用药过程中不良反应的方法，如在使用吸入性糖皮质激素（ICS）后及时漱口，可减少口腔念珠菌感染等。

希望大家都能对这种疾病提高防治意识，只有长期坚持才能发挥治疗效果，这也是治疗慢性阻塞性肺疾病的关键。

哪些原因会导致间质性肺炎的发生

老张 3 年前出现了双手关节痛的症状，去医院系统检查后，被诊断为"类风湿性关节炎"，开始口服甲氨蝶呤等药物治疗，之后关节痛症状就逐渐缓解了。但半年前开始，老张觉得上楼或者小跑的时候体力不如从前，偶尔还咳嗽，这回来呼吸科就诊，查了胸部 CT，结果显示是"间质性肺炎"，这个病是怎么来的呢？经过呼吸科和风湿科医生的共同讨论，认为间质性肺炎是由类风湿性关节炎造成的，还有哪些原因导致间质性肺炎呢？

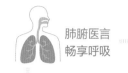
小课堂

什么是间质性肺疾病，如何分类

间质性肺疾病，也叫作间质性肺炎，是一类主要累及肺泡间隔的疾病，主要表现为肺泡炎症和肺纤维化。间质性肺疾病的具体类型超过 200 种，其中主要分为两大类。

（1）继发性间质性肺炎：这类间质性肺炎往往有确切的病因，常见的有吸入大量含硅粉尘导致的尘肺，结缔组织病如类风湿性关节炎、干燥综合征导致的间质性肺炎，吸入鸟类蛋白、霉菌蛋白导致的过敏性肺炎，抗肿瘤治疗所应用的药物或放射治疗导致的间质性肺炎也不少见。

（2）特发性间质性肺炎：这里"特发"的意思就是患者所患间质性肺炎没有明确的继发因素，因此"特发"的诊断是建立在除外"继发"的基础之上。因此，患者发现间质性肺炎后，都需要仔细筛查是否存在继发因素，如果不存在，可结合 CT 表现和肺组织活检结果诊断为特发性间质性肺炎。其中，特发性肺纤维化是最常见的特发性间质性肺炎，也是最常见的间质性肺疾病之一。

综上，间质性肺疾病/间质性肺炎可能有确切的病因，也可能没有。因此临床工作中医生们常常需要仔细筛查可能导致间质性肺炎的继发因素，如果不是继发性间质性肺炎，还需要对特发性间质性肺炎进行分类，这里涉及的检查不仅包括抽血进行的实验室检查，也可能包括眼科、口腔科检查，还可能需要支气管镜检查甚至肺组织活检来明确这类疾病的原因和分类，整体还是比较复杂的。因此，如果您检查提示患有间质性肺炎，检查和确诊过程会相对复杂疑难，一定要理解医生们实施这些检查的原因。

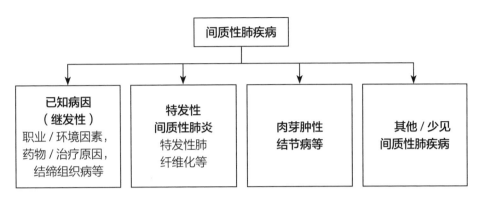

间质性肺疾病的分类

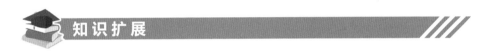

知识扩展

间质性肺疾病 / 间质性肺炎需要应用头孢菌素类的抗菌药治疗吗

间质性肺疾病，虽然也叫作间质性肺炎，但这里面的"肺炎"与大家常见的细菌性肺炎、病毒性肺炎等不同，间质性肺炎是一种无菌性炎症，这里的炎症是英文翻译过来的说法，与百姓们常提及的细菌、病毒、真菌感染导致的"炎症"不一样。因此，单纯的间质性肺炎如果仅应用头孢菌素这类的抗菌药物是无效的，具体的治疗方案需要结合间质性肺炎的类型、严重程度和患者合并症共同决定，但很多时候会应用糖皮质激素来抑制这种无菌性炎症，有时候也会应用抗纤维化药物抑制纤维化的进展。如果间质性肺炎合并了细菌、真菌、病毒感染，也是可以应用针对这些病原的抗菌药物的，这种场景在临床中也不少见。

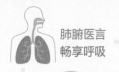
 误区解读

做了许多检查最终诊断为"特发性间质性肺炎"，代表找不到间质性肺炎的病因

多数间质性肺炎可以简单分类为继发性和特发性，如果经过系统检查没有发现继发因素，则考虑诊断"特发性间质性肺炎"。没有发现继发因素指的是间质性肺炎不是由单一外界或自身因素导致的，如不是因为吸入工业粉尘、致敏原或自己患上了诸如类风湿性关节炎等结缔组织病导致。但"特发性"的诊断不等同于没有找到病因，而应该理解为"特发性间质性肺炎"是由多种自身或背景原因共同导致，比如特发性肺纤维化可能是由基因特性、衰老、吸烟、胃食管反流等多种因素综合导致，并非上述中任一原因造成。

间质性肺疾病的预后如何

老刘近 1 年养了 10 来只鸽子，半年前他开始出现干咳，且越来越频繁，查了薄层高分辨胸部 CT，结果显示是"间质性肺炎"，老刘没听说过这个病，自己上网一搜，上面写着"这是不叫癌症的癌症""生存期仅 2 年"，吓得睡不着觉，赶紧住院明确原因想尽快启动治疗。经过细致的检查，医生最后给老刘诊断为"过敏性肺炎"，医生说这个病需要远离鸽子，再服用一段时间的糖皮质激素就能治愈了，与网上说的完全不同。

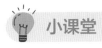

小课堂

间质性肺疾病 / 间质性肺炎的病程发展都一样吗

间质性肺疾病 / 间质性肺炎每一种都有不同的病程发展特点，大致可分为下列几种。

间质性肺疾病 / 间质性肺炎的病程发展

第一类：可以治愈或部分病情逆转的间质性肺炎。相对而言，以肺泡炎症为主要疾病特征的间质性肺炎病情可以逆转或部分逆转。如过敏性肺炎诱因为外界致敏原，一旦脱离致敏原，且应用糖皮质激素使肺泡炎症消散后，该类疾病可达到治愈状态。

第二类：可以实现稳定的间质性肺炎。一些相对早期的间质性肺炎可在没有治疗的前提下保持长期稳定，如相对较轻的非特异性间质性肺炎、隐源性机化性肺炎、结节病等。这些间质性肺炎一般没有确切的继发因素，肺功能没有下降或轻微下降；

第三类：进行性进展的间质性肺炎。以肺纤维化为主要疾病特征的间质性肺炎可能有进行性进展的趋势，网上所述生存期仅2～3年的间质性肺炎往往指这类疾病，其中以特发性肺纤维化为代表。一些继发性间质性肺炎在经过抗炎治疗后遗留肺纤维化，也有一部分表现为进行性进展特征。肺纤维化仍然是未攻克的医学难题，目前尚无有效逆转肺纤维化的药物，已经上市的吡非尼酮、尼达尼布仅能够减慢肺纤维化进展的速度。随着抗纤维化药物的应用和疾病管理能力的提高，这类患者的生存期也逐渐延长，已没有网上所述那般可怕。

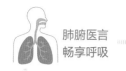
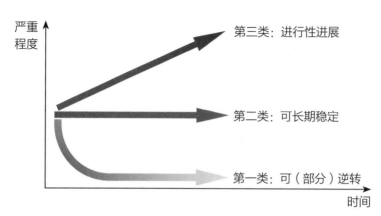

间质性肺疾病／间质性肺炎的三种常见病程发展特征

 知识扩展

不幸罹患间质性肺疾病后，如何判断疾病的预后

如上文所说，不同类型的间质性肺疾病／间质性肺炎的预后不同，以肺泡炎症为主要特征的间质性肺炎预后相对好，而以肺纤维化为主要特征的间质性肺炎预后相对差。因此，考虑诊断为间质性肺炎的患者应尽可能完善系统性检查以明确间质性肺炎的病因和分类，或明确疾病特征以炎症为主还是以纤维化为主，依此可大致明确疾病的病程特点。然而，间质性肺炎的个体化差异也是十分明显的，每个患者的病程特征都可能不一样，这就需要每一位尽可能进行规律随访，也就是规律去医院复查，项目可能包括抽血化验、肺功能和胸部高分辨率 CT 等。如果治疗后复查指标和项目提示疾病缓解、稳定，提示预后较好；反之，如果在治疗前提下疾病仍有进展趋势，则提示预后较差。

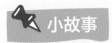 **小故事** 抗纤维化药物尼达尼布——最初作为抗癌药物研发

尼达尼布最初是作为抗癌药物开发的，机制是通过抑制肿瘤的血管生成，进而抑制肿瘤的生长。在肺纤维化过程中，有一类分泌胶原蛋白导致纤维化形成的细胞也存在显著增殖现象，与肿瘤生长中的血管生成类似。因此，推测尼达尼布也有可能抑制肺纤维化。后续的临床研究证实了这一点，发现尼达尼布在一些肺纤维化疾病中有效，从而转变为目前唯二批准的抗纤维化药物之一。

春暖花开却"遭罪"，是谁惹的祸

春暖花开的季节到了，花团锦簇，赏心悦目。可是近几年一到这个季节，李先生就会打喷嚏、流鼻涕，有时候还会咳嗽、胸闷，自行服用了一些感冒药和抗过敏药后有所好转，但症状总是反反复复。今年春季，李先生咳嗽、胸闷症状再次发生，并明显加重，朋友建议他到呼吸专科好好看看。专科医生结合病史、肺功能检查、过敏原检测等相关检查结果，告诉李先生他得的是"过敏性哮喘"，需要长期规律规范用药。李先生还纳闷，"我又不喘怎么会是哮喘呢？"

 小课堂

1. **什么是过敏性哮喘**

支气管哮喘是常见慢性气道炎症性疾病，临床表现为反复发作

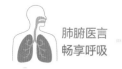
的喘息、气急，伴或不伴胸闷或咳嗽等症状，同时伴有气道高反应性或可变的气流受限。哮喘是一种异质性疾病，具有不同的临床表型，而过敏性哮喘是其中一个重要的表型，占成人哮喘 60% 以上，在儿童哮喘中可高达 80%。

过敏性哮喘是由变应原引起和 / 或触发的一类哮喘，往往幼年起病，常有家族史和明显的遗传倾向，常与其他过敏性疾病相关或共存，如湿疹、过敏性鼻炎、食物及药物过敏等。其中，过敏性鼻炎合并哮喘最为常见，且未控制的鼻炎严重影响哮喘的控制。

2. 过敏性哮喘有哪些常见的变应原

（1）尘螨：尘螨在我国是过敏性哮喘最主要的变应原。常见的有屋尘螨和粉尘螨。屋尘螨主要在地毯、沙发、被褥、床垫、枕芯、绒毛玩具和衣物内滋生，以人体身上脱落下来的皮屑为食饵。粉尘螨栖息于家禽饲料、仓库尘屑、粮仓和纺织厂尘埃、房舍灰尘、地毯和充填式家具中。

（2）花粉：气传性花粉是导致季节性过敏性哮喘的重要原因，尤其是合并过敏性鼻炎的患者。

（3）真菌：常见的引起呼吸道过敏的真菌有链格孢属、枝孢属、青霉菌属，以及曲霉菌属、念珠菌属等。霉菌主要分布在厨房和浴室。

（4）猫毛、狗毛、蟑螂。

（5）食物变应原：如鱼虾、鸡蛋、牛奶、花生、豆类、坚果等。

知识扩展

1. 为什么过敏性哮喘在春季多发

（1）春暖花开，空气中花粉显著增多，且春季多风，花粉随风飘散，患者接触后容易诱发或加重哮喘。

（2）春季的温度和湿度均适合床褥、地毯、沙发、衣物等处尘螨和真菌等微生物的生长繁殖，这些微生物也可诱发或加重哮喘。

（3）春季乍暖还寒，昼夜温差较大，容易诱发上呼吸道感染，诱发和加重哮喘；此外，冷空气刺激亦可直接诱发哮喘。

2. 常见变应原的避免措施

（1）尘螨：注意维护居家环境卫生，定期洗尘；勤换被褥，不用填充式家具；勿让宠物进入卧室；定期清洗空调滤网。

（2）花粉：花粉季节尽量减少外出，外出戴口罩、护目镜；尽量不去花园及植物园；鼻腔内涂抹花粉阻隔剂有一定的效果。

（3）霉菌类：保持室内干燥、通风；及时清理厨房等处的垃圾；书籍和衣物应防潮防霉；室内或阳台尽量不要放置花草。

（4）猫毛、狗毛：尽量不要饲养宠物；尽量少让宠物待在室内，特别是避免宠物进出客厅与卧室；勤给宠物洗澡；接触过宠物的衣物应立刻清洗，避免散布变应原。

（5）蟑螂：蟑螂的排泄物、分泌物、尸体、碎屑等均为变应原，因此最好对全尸进行处理；蟑螂出没的地面均可能有变应原的分布，应加强地面清洁。

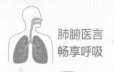
 误区解读

不"喘"就不是哮喘

这种说法是错误的。哮喘是一种异质性疾病，除了喘息、气促，还可能仅表现为反复咳嗽或胸闷，又称为咳嗽变异性哮喘或胸闷变异性哮喘。相反，有些喘息、气促等症状也不都是由哮喘引起的。因此，不能只根据有没有喘息来判断哮喘，如果出现反复咳嗽、喘息、胸闷等症状，需要及时到正规医院进行相应的检查（包括支气管激发或舒张试验、变应原皮肤试验、气道炎症指标等），尽早发现、尽早诊断、尽早治疗。

哮喘儿童可以运动锻炼吗

四年级的小胖这学期上体育课时经常感到胸闷，在跑步后常常出现喘息，休息后胸闷和喘息会缓解。于是，小胖在体育课上再也不敢做跑步等剧烈运动，只能羡慕地看着在操场上自由奔跑跳跃的同学。一周前，小胖到医院检查，被诊断为"支气管哮喘"。由于担心运动诱发哮喘，小胖开始停上体育课。得了哮喘，就不能参加运动锻炼了吗？

 小课堂 •

1. 运动会诱发哮喘发作吗

哮喘是一种以慢性气道炎症和气道高反应性为特征的特异性疾

病，以反复发作的喘息、咳嗽、气促、胸闷为主要临床表现，呼吸道感染、接触变应原或刺激物、剧烈运动是哮喘发作的常见诱发因素。

哮喘儿童，尤其哮喘未控制者，由于存在气道高反应性，比正常儿童更容易出现运动诱发的支气管收缩，在运动中出现气短、胸闷、咳嗽和逐渐加重的呼吸费力，甚至出现哮喘急性发作。其机制与气道黏膜温度和渗透压变化有关。运动时，通气量增加、气体流速增快，吸入空气未能在上呼吸道被充分加温和湿化，气道黏膜温度下降、表面黏液层渗透压增高，引起平滑肌收缩和气道炎症加重，加重气流受限。典型运动诱发的支气管收缩多在突然高强度运动 15 分钟内出现。

对于哮喘未控制和处于急性发作期的患儿，容易出现运动诱发支气管收缩，因此，剧烈运动可能诱发这些患儿哮喘急性发作。

2. 在什么情况下哮喘儿童可以进行运动锻炼

（1）经规范治疗达到哮喘控制状态的患儿，可以参加与健康儿童相当的运动。应选择温湿度适宜的运动环境，进行热身后运动，必要时运动前预防性用药，呼吸道感染时暂停运动。

（2）哮喘部分控制的患儿应选择体力输出持续时间短、呼吸负荷不重的中低强度运动，如步行、游泳、慢跑、瑜伽及呼吸康复操等，避免快跑、快速跳绳、长跑、长距离游泳等剧烈运动。

（3）哮喘未控制和急性发作期患儿不建议进行运动。应首先坚持规范的哮喘治疗，控制状态改善后再运动。

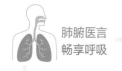

 知识扩展

1. **运动诱发的支气管收缩可发生于各类人群**

运动诱发支气管收缩定义为运动中出现的一过性支气管收缩，常见症状包括咳嗽、气短、呼吸困难、喘息等，各类人群均可发生，尤其运动员、哮喘患者、呼吸道感染者、鼻炎患者。一般人群发生率为 5%～20%，儿童发生率为 6%～20%，哮喘儿童约为 46%。

2. **适当的规律运动对哮喘儿童的管理有正面作用**

"维持正常活动水平"是哮喘管理的目标之一。

运动可辅助提高哮喘控制水平，减少夜间哮喘症状，提高有氧耐力和生活质量，降低运动诱发支气管收缩的发生风险。例如，规律进行游泳训练，有助于改善哮喘儿童的 FEV_1 和 FVC。

哮喘儿童的监护人应充分了解运动对哮喘管理的益处及科学运动的基本原则，以指导哮喘儿童进行适合自身情况的规律运动。存在哮喘急性发作风险时，暂时不宜运动。如患儿接触了变应原或刺激物、存在呼吸道感染的情况下，出现了呼吸道症状，或监测呼气峰流量（PEF）低于正常预计值或个人最佳值的 80%，或 PEF 日间变异率 ≥ 13%，应首先调整哮喘治疗方案，在哮喘控制 2 周后，酌情恢复运动。

 误区解读

哮喘患者做轻微活动就足够了，也可以避免运动诱发的哮喘发作

这种说法是错误的。规律运动是儿童生长发育和心理健康的基

础，运动不足和久坐行为将影响儿童健康，对哮喘控制和转归也有负面影响。目前国内外研究均指出，哮喘儿童运动水平不足，约40%的哮喘儿童处于低强度运动水平，80%的哮喘儿童每日久坐时间超过 2 小时。

规律的中等强度以上的运动有利于哮喘儿童的症状控制和维持心理健康。达到哮喘控制状态的儿童，常规体育运动不受影响，甚至可以参加田径、球类、水上、冰雪等运动项目。学龄前、学龄期儿童和青少年，每日中等强度以上运动的时间应累计至少 1 小时，空气质量不佳时可酌情进行室内运动。

得了哮喘就不能运动吗

应如何管理支气管扩张

小张今年 27 岁，平时总是咳嗽、咳痰，但是没有引起重视。几天前受凉后，他感觉自己咳嗽得越来越厉害，痰也变多变黄了，里面好像还有血，闻上去有一股臭味。白天总是感觉提不起劲儿，工作没有力气，总想睡觉，饭也吃不下。小张赶紧去了医院，医生听完他的描述后，让他先去做一个薄层高分辨胸部 CT，再查查血。结果出来，医生诊断为"支气管扩张"。小张很担心，自己该怎么治疗，平时又该注意些什么呢？

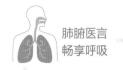
 小课堂 ···

1. 什么是支气管扩张，支气管扩张有哪些表现

支气管扩张是由于感染、遗传等多种原因引起的支气管持久性病理损伤、结构重塑与管径扩张。支气管管壁结构破坏导致气道清除功能受损，气道分泌物难以排出且病原微生物更易定植，而感染所致肺部炎症将进一步加重支气管扩张，形成恶性循环，这种持续性的破坏将影响患者的生活质量，严重时可危及生命。

支气管扩张患者常常表现为慢性咳嗽、咳脓痰，可伴有反复咯血。感染是支气管扩张急性加重的最主要因素，此时可出现咳嗽加重、痰量增多、脓痰增加、呼吸困难、乏力、咯血等症状恶化的表现。

2. 得了支气管扩张应该怎么办

早期诊断和治疗对于改善支气管扩张患者的生活质量、减少并发症至关重要。薄层高分辨胸部 CT 是支气管扩张辅助诊断的常用方法，此外还应遵循医生的建议完善其他相关检查（如血常规、C反应蛋白检查、肺功能、病原学检查等）以进一步指导治疗决策。

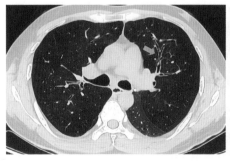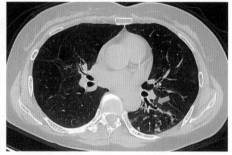

注：图中箭头代表扩张的支气管。

支气管扩张患者常见的胸部 CT 表现

治疗方面，支气管扩张患者需改善气道阻塞，提高支气管分泌物清除能力。可采用体位引流、胸部叩击、呼气锻炼等物理治疗方式辅助排痰；若效果不佳可应用祛痰药或支气管舒张剂等药物（务必在专业医师的指导下进行）辅助痰液引流。急性加重时需及时控制感染，抗菌药物是治疗支气管扩张急性加重的重要手段。抗炎药物、免疫调节剂等也可缓解支气管扩张症状。此外，支气管扩张患者还可根据个人情况在专家指导下接种流感疫苗或肺炎链球菌疫苗，减少急性发作。

知识扩展

支气管扩张有哪些并发症

支气管扩张最常见的并发症是咯血，咯血量较少时可以通过服用抗菌药物和止血药缓解；但当患者出现呼吸不畅、神志不清时，需警惕大咯血堵塞气管引起的窒息，此时需立即赴医院接受相应治疗。此外，支气管扩张患者还可能出现肺纤维化、肺脓肿、慢性肺源性心脏病、呼吸衰竭等并发症。

误区解读

支气管扩张"治好"后就没有后顾之忧了

这个观点是错误的。支气管扩张是一种慢性疾病，气道病变与扩张是不可逆的，其治疗目的主要是预防急性加重，提高患者生活质量。感染、疲劳、营养不良等因素均可导致症状加重，所以支气

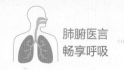
管扩张患者平日一定要注意保暖，减少刺激性气体吸入，合理安排休息时间，注意营养摄入，戒烟，定期复查；出现急性加重症状时应及早就医。

正视肺结节，健康不纠结

半个月前小张体检，拍了胸部 CT。拿到报告一看，"0.7厘米磨玻璃肺结节"，着实吓了一大跳！一想到身边人常说"肺结节就是肺癌"，小张越来越焦虑，接连好几天，都难以集中精力完成日常工作，甚至还出现了失眠，他的心里充满了各种担忧：这个结节危不危险，会不会真的是肺癌，需不需要尽快做手术呢？

 小课堂

1. 什么是肺结节

肺结节是指影像学表现为直径 ≤ 3 厘米的局灶性、类圆形、密度增高的实性或亚实性肺部阴影，不伴肺不张、肺门淋巴结肿大和胸腔积液。当直径 > 3 厘米时，称为肿块。

肺结节可根据以下方式进行分类。病灶数量：单个结节称为孤立性结节，两个及以上称为多发性结节。病灶大小：特别将直径 < 5 毫米称为微小结节，5 ~ 10 毫米称为小结节。病灶密度：可分为实性结节和亚实性结节，后者又可进一步分为纯磨玻璃结节和部分实性结节。实性肺结节是指病变密度足以掩盖其中走行的血管和

支气管影；纯磨玻璃结节是指病变密度不足以掩盖其中走行的血管和支气管影。而当磨玻璃病灶内含有实性成分，称为部分实性结节。

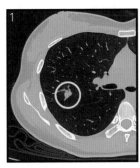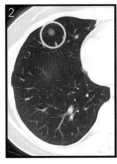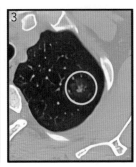

注：1. 实性结节；2. 纯磨玻璃结节；3. 部分实性结节。

不同密度肺结节的对比

2. 肺结节有哪些影像学特征

除上述提到的数量、大小及密度外，还需关注以下影像学特征。

（1）形态：圆形 / 类圆形，或不规则。

（2）边缘：分叶征，毛刺征，胸膜凹陷征等。分叶征是指病灶边缘可呈多个弧形凸起，弧形相间则为凹入；毛刺征是指自病灶边缘向周围伸展呈放射状排列，直而有力的细短线条影，近结节端略粗，远端逐渐变细消失；胸膜凹陷征是指病灶临近胸膜时，牵拉胸膜，与胸膜呈"类三角形"相连。以上三种特征常提示恶性病灶的可能。

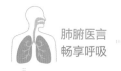
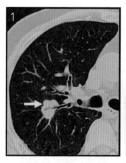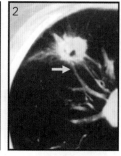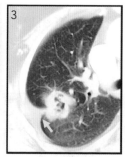

注：1. 分叶征；2. 毛刺征；3. 胸膜凹陷征。

肺结节边缘特征图

当然，结节还有很多内部结构特征，随访过程中的动态变化也很重要。发现肺结节后，应当请专业医生进行评估，制订合适的后续检查方法和随访模式。

 知识扩展

得了肺结节，如何进行正确的随访复查

不同指南针对肺结节的随访管理建议不完全相同，以《中国肺癌低剂量 CT 筛查指南（2023 年版）》为例，**CT 检查阴性者，直径 < 5 毫米的实性结节或部分实性结节，以及直径 < 8 毫米的非实性结节：**可考虑 12 个月后按计划进入下一年度复查。**直径 5 ~ 14 毫米的实性结节或部分实性结节以及直径 8 ~ 14 毫米非实性结节：**筛查后 6 个月进行复查。如果结节增大，由临床多学科诊疗（MDT）团队会诊，决定是否进入临床 MDT 治疗；如结节无变化或缩小，进入下一年度复查。**直径 ≥ 15 毫米的结节，**有两种方

案：由临床 MDT 团队会诊，决定是否进入临床 MDT 治疗；抗炎治疗 2 ~ 3 周，休息 1 个月后复查。如果病灶完全吸收，进入下一年度复查；如果结节无变化，由临床 MDT 会诊，决定是否进入临床 MDT 治疗；如果结节部分吸收，6 个月后进行 CT 复查，结节增大者，由临床 MDT 会诊，决定是否进入临床 MDT 治疗，结节缩小或无变化者，进入下一年度复查。

 误区解读

肺结节就是肺癌

这种说法是错误的。近些年，随着人们健康意识的提高，以及 CT 在体检及肺癌筛查中的广泛应用，肺结节的检出率超过 50%。而当体检报告中看到"结节"的时候，大家通常会非常紧张、焦虑。

其实，这些肺结节中 96% 以上均为良性，仅极少部分肺结节可能为肺癌。即使是肺癌，体检发现的肺癌较大部分为早期肺癌。经手术切除治疗后，大部分能够达到治愈目的，既不影响生活质量，也不影响寿命。

总体来说，肺结节并不可怕，不用过于担心。但要足够重视，正视肺结节，健康不纠结！需要听从专业医生的建议，进行科学应对及随访，避免留下遗憾。

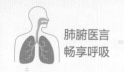

多发肺结节如何管理

    54 岁的黄阿姨，体检行低剂量胸部 CT 发现右肺多发磨玻璃结节。她的胸部 CT 提示右侧肺上叶和下叶各有 2 个磨玻璃结节，直径在 0.8 ~ 1.0 厘米。为什么会出现多发磨玻璃结节呢？下一步又该如何处理呢？

 小课堂 • • • • • • • • • • • • • • • • • •

1. 什么是多发肺结节

    多发肺结节是指同一患者肺内同时或先后出现两个或两个以上的结节。近年来，随着低剂量胸部 CT 筛查肺癌的普及、影像学技术的进步以及人口老龄化，多发肺结节的检出率明显上升。在使用低剂量胸部 CT 体检的人群中，接近一半的人存在两个或两个以上肺结节。多发肺结节并不少见。

2. 多发肺结节的病因有哪些

    多发肺结节可能是多个炎性结节，不需要手术干预；也可能是需要干预的疾病。多发肺结节的病因分为肿瘤性疾病和非肿瘤性疾病两大类。恶性肿瘤包括多原发肺癌、肺癌伴肺内转移、转移性肺恶性肿瘤；良性肿瘤包括原发性肺良性肿瘤（如硬化性血管瘤）和转移性肺良性肿瘤（如转移性平滑肌瘤）。非肿瘤性疾病可见于感染（如结核、真菌）；非感染性肉芽肿性疾病（如慢性炎性病变、肉芽肿性血管炎等）。

3. 什么是多原发肺癌

多原发肺癌的概念最早由外国学者于 1924 年提出，是指同一患者肺内不同部位，同时或先后发生两个或两个以上原发性恶性肿瘤。根据肿瘤的发生时间，分为同时多原发肺癌和异时多原发肺癌。各癌肿的组织病理学类型可以相同，如腺癌和腺癌的组合；也可以不同，如腺癌和鳞癌的组合。

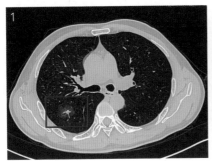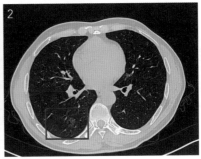

注：1. 右肺上叶为微浸润腺癌；2. 右肺下叶为微浸润腺癌。

右肺同时多原发肺癌

 知识扩展

发现多发肺结节，如何进行正确的随访复查

发现多发肺结节时，应该寻求专科医生帮助，由其单独评估每个结节的恶性可能性（低、中、高危）。当存在一个或多个高危肺结节时，应接受临床干预治疗。对于多发磨玻璃结节的随访，需要听从专业医生的建议，根据结节的大小和变化来调整随访策略或者选择合适的治疗手段，包括手术切除、射频消融治疗、立体定向放射治疗等。

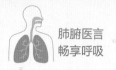

 误区解读

多发肺结节都需要治疗干预

近些年，多发肺结节的检出率明显上升。多发肺结节的病因多样，不能一概而论，直接认为都需要治疗干预是错误的。其实，这些多发肺结节中，有可能是多个炎性结节，不需要干预；也可能是需要干预的疾病，如多原发肺癌、肺癌伴肺内转移（即晚期肺癌）、其他系统的恶性肿瘤转移至肺。发现多发肺结节时，应该去医院呼吸内科、胸外科等专科门诊就诊，由医生对每个结节的恶性可能性进行单独评估。当存在一个或多个高危肺结节时，才需要临床干预治疗。

肺癌来临无声息，早期筛查很重要

张姐 41 岁了，前天接到单位体检通知，张姐看到体检项目里面安排了胸部 CT，心想身边人都说吸烟的人容易得肺癌，我不吸烟，也不接触二手烟，况且都说 CT 有辐射，我还年轻，到底要不要做胸部 CT 呢？做了 CT 会不会对身体有害呢？

肺癌早期筛查的
意义

 小课堂 ·

1. 为什么要筛查肺癌

我国肺癌存在发病率高、死亡率高、5 年生存率低的特点。肺癌是我国发病率和死亡率最高的恶性肿瘤，且近年来仍呈明显上升趋势。肺癌患者总体5年生存率仅为19.7%，远低于乳腺癌（82.0%）、前列腺癌（66.4%）等肿瘤。肺癌的生存与分期密切相关，分期越早，预后越好，Ⅰ期肺癌患者的5年生存率可达85.5%～90.2%。

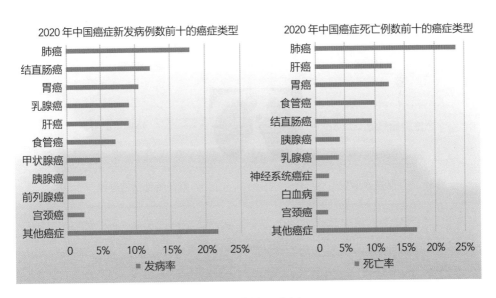

中国癌症情况分析

（数据来源：《2022年全国癌症报告》）

我国肺癌患者生存预后较差，其关键原因在于早期肺癌多无明显症状，待肿瘤长到一定程度，肿瘤压迫了肺、气管等器官，患者才会出现咳嗽、咳痰、胸闷、气短，甚至呼吸困难等临床表现，此时已经进入中晚期，这就是许多肺癌一发现就是中晚期的原因，中晚期肺癌患者整体5年生存率较低。筛查是发现早期肺癌的重要途径，在众多无症状人群中发现早期肺癌并尽早治疗很关键，所以肺

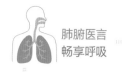

癌筛查非常重要！

2. 哪些人需要每年筛查肺癌

　　具有高风险因素的人易患肺癌，建议每年做低剂量胸部 CT 来进行肺癌筛查。考虑到空气污染、家庭装修污染问题，吸烟和被动吸烟的人群比例较高，且近年发现我国肺癌患者有越来越年轻的趋势，尤其是女性，因此，一般建议 40 岁开始筛查肺癌。

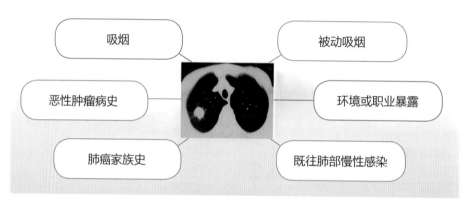

肺癌的高风险因素

 知识扩展

如何进行正确的肺癌筛查

　　肺癌筛查建议每年做低剂量胸部 CT 检查。筛查是为了看看有没有早期肺癌，胸部 X 线光片分辨率低，往往只能发现比较大的病灶，通过胸部 X 线检查出的肺癌多数都是中晚期，不能发现早期肺癌，且存在死角，因此不适合用于肺癌筛查。胸部 CT 是利用 X 线一层一层地穿过人体拍照检查，成像比 X 线光片更清晰，要拍很多张，可以从多个平面观察胸部组织结构，能发现肺内较小的早期病变（如直径 < 10 毫米的肺结节，甚至直径 1 ~ 2 毫米的结节），可以提供更多关于肺结节位置、大小、形态、密度、边缘及内部特征等信息。胸部 CT 能克服 X 线检查的不足，且低剂量胸部 CT 的放射剂量仅是普通胸部 CT 的 1/6，辐射剂量较小，因此，建议每年体检做低剂量胸部 CT，以达到筛查肺癌的目的。

误区解读

直接用最贵的 PET/CT 筛查肺癌

不建议。其实最适合的检查方法才是最好的，最贵的不一定是最适合的。PET/CT 辐射较大，接受一次 PET/CT 检查的辐射量是低剂量胸部 CT 的 10 多倍，且只能检测出 8 毫米以上的结节，对纯磨玻璃结节的良恶性鉴别基本没有帮助，因此 PET/CT 并不适合筛查肺癌。

肺癌患者都需要做基因检测吗

赵婆婆今年 70 岁了，最近被确诊为晚期肺腺癌。她的女儿很担心，一想到母亲年龄大了难以耐受后续的抗癌治疗，更是焦虑万分。这时，赵婆婆母女从网络上了解到有些癌症可以吃靶向药治疗，便去咨询医生。医生建议可以先进行基因检测确定是否存在靶基因，再决定后续的治疗方案。然而，赵婆婆的女

肺癌患者都需要
做基因检测吗

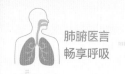
儿产生了疑问：是不是所有肺癌患者都需要做基因检测呢？完成基因检测后就可以服用靶向药了吗？

 小课堂

1. 基因检测适用于哪些肺癌患者

随着个体化精准化医疗的发展，肺癌的基因检测可以提供有关个体肺癌风险、肿瘤特征和治疗反应的信息。目前，国内外各大指南对于晚期肺癌患者基因检测的推荐意见基本一致，即：①病理诊断为非鳞癌的非小细胞肺癌患者，无论其临床特征（如吸烟史、性别或其他等），均应常规行基因检测；②小标本活检诊断为含有腺癌成分或具有腺癌分化的混合型鳞癌，以及年轻或不吸烟/少吸烟的肺鳞癌患者，也推荐进行基因检测；③耐药基因检测是指对靶向药治疗后耐药患者，建议二次组织活检并进行耐药基因的检测。此外，术后ⅠB-Ⅲ期非鳞癌推荐行 EGFR 突变检测。

2. 做了基因检测就可以接受靶向治疗吗

靶向治疗是一种针对特定基因变异，"点对点"地抑制肿瘤生长和扩散的抗肿瘤治疗方案。晚期肺癌患者进行基因检测后，如存在与靶向治疗相关的敏感驱动基因变异，通常可以考虑接受靶向治疗。目前针对非小细胞肺癌已有许多靶向药物获批且应用于临床，常见的包括以吉非替尼、阿法替尼、奥希替尼、克唑替尼、塞瑞替尼、阿来替尼等靶向药物。

相较于传统化学治疗，靶向药物具有高效性、特异性以及较少的毒副反应。然而，需要明确的是，靶向治疗并不适用于所有肺癌患者。对于不存在驱动基因变异或基因变异尚无特异靶向药物的患者，采用靶向治疗并不能取得较好预后。此外，靶向治疗的选择还需要考虑药物的适应证、患者耐药性、患者过敏史等其他因素。因此，最终的治疗决策仍需要医生根据病情的具体情况综合制订。

 知识扩展

肺癌患者存在哪些常见的基因变异

晚期非小细胞肺癌患者如果存在驱动基因变异，可以针对基因突变使用靶向药物。

常见的肺癌驱动基因突变及推荐靶向药物

基因变异类型	靶向药物
EGFR 突变	吉非替尼、埃克替尼、厄洛替尼、阿法替尼、达可替尼、奥希替尼、阿美替尼、伏美替尼等
ALK 融合	克唑替尼、阿来替尼、塞瑞替尼、恩沙替尼、布格替尼、洛拉替尼等
ROS1 融合	克唑替尼、恩曲替尼等
BRAF V600E 突变	达拉非尼 + 曲美替尼
NTRK 融合	拉罗替尼、恩曲替尼等
RET 融合	普拉替尼、塞普替尼等

 误区解读

父母肺癌基因检测结果提示存在基因变异，会遗传给子女

虽然父母存在肺癌的驱动基因突变可能增加子女患病的风险，

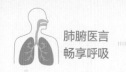

但并非一定会遗传给子女。肺癌是由多种因素引起的复杂性疾病，吸烟、环境暴露、免疫因素、遗传因素等均在肿瘤的发生发展中发挥作用。

如果家族中存在肺癌病例，可以采用以下方式降低其他成员的患病风险。

（1）遗传风险评估：如果有家族中存在多例肺癌或者其他相关肿瘤病例，可以考虑进行相关遗传咨询和遗传检测。

（2）健康的生活方式：吸烟是大多数肺癌的独立危险因素，戒烟是预防肺癌最重要的措施之一。此外，采取健康的生活方式也可以帮助降低患癌风险，包括保持健康体重、均衡饮食、定期锻炼和避免暴露于有害环境等。

（3）定期体检与肺癌早期筛查：早期筛查可以帮助发现潜在肺癌早期病变，有效改善预后，是预防和监测肺癌的关键。

警惕"神秘杀手"——肺栓塞

76 岁的王老伯，这天盘腿而坐打了一下午的麻将，起身上厕所时，突然出现剧烈胸痛、呼吸困难、面色嘴唇发紫和大汗淋漓，家人联系 120 急救车将其送到医院时已经陷入昏迷。医生当即下达病危通知书，经过积极抢救，王老伯终于苏醒。肺血管增强 CT、下肢血管彩色多普勒超声（简称"彩超"）等检查证实王老伯发生了肺栓塞，同时存在左下肢深静脉血栓。经过后续治疗，王老伯最终康复出院，了解到什么是肺栓塞后，他不禁发出感叹："这次可真是与'死神'擦肩而过啊！"

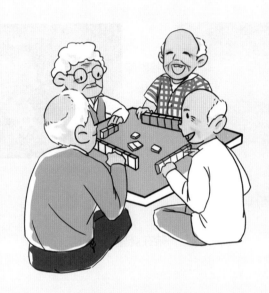

盘腿打麻将的老人

 小课堂 ●●●●●●●●●●●●●●●●●●

1. 什么是肺栓塞

指各种栓子（主要为血栓，羊水、空气、癌栓等较少见）阻塞肺动脉系统导致肺循环和呼吸功能障碍的危急重症。肺栓塞主要继发于深静脉血栓形成，即"病在腿上，险在肺里"，长时间久坐（卧）不动时，下肢静脉血液回流过慢，血液瘀滞，继而凝固形成深静脉血栓。如果突然站立或活动，血栓可能脱落，随血流进入肺动脉，造成肺栓塞。未经合理治疗的肺栓塞死亡率为 25%～33%，严重慢性并

肺栓塞是少见病吗

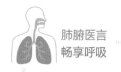

发症（如静脉瓣膜功能不全和慢性肺动脉高压）的发病率高达20%。

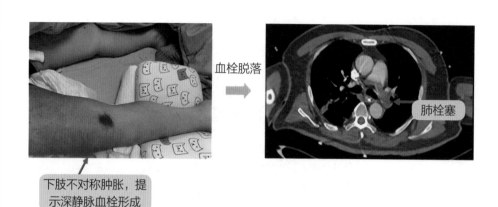

血栓脱落

肺栓塞

下肢不对称肿胀，提示深静脉血栓形成

"病在腿上，险在肺里"——肺栓塞

2. 哪些人群易患肺栓塞

活动较少，如长时间久坐（卧）、长途旅行；高龄、肥胖；患恶性肿瘤、进行化学治疗期间；近期手术（特别是骨折或关节置换术）或创伤；中风；急性感染，如败血症、重症肺炎等；心力衰竭或呼吸衰竭；慢性肺部疾病，如慢性阻塞性肺疾病等；肾病综合征；妊娠，特别是妊娠的后3个月和产褥期；口服避孕药或雌激素替代治疗；静脉曲张等。

3. 如何治疗和预防肺栓塞

病情严重的肺栓塞患者需要溶栓治疗，溶栓之后的患者及其余大部分患者需要抗凝治疗，这是肺栓塞的基础治疗手段，抗凝药物包括普通肝素、低分子肝素、华法林、新型口服抗凝药等。内科治疗效果不佳或存在禁忌证时，可考虑介入或手术治疗。

肺栓塞虽然凶险，但可以预防，预防方式包括：①一般预防，即避免久坐（卧）、戒烟、控制血糖和血脂、多饮水、保持大便通畅，住院患者特别是接受外科手术或骨折的患者，注意早期进行功能锻炼和下床活动；②器械预防，包括梯度加压弹力袜、间歇充气加压装置和足底静脉泵等；③药物预防，部分肺栓塞发生风险特别高的患者，医生会给予抗凝药物预防。

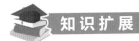

知识扩展

1. 肺栓塞的症状有哪些

肺栓塞的症状缺乏特异性，因基于心肺功能，栓子的大小、部位、数量不同，严重程度有很大差别，可从无明显症状到休克，乃至猝死。常见症状包括：不明原因的呼吸困难及气促，尤以活动后明显（最多见）；胸痛；晕厥，可为肺栓塞的唯一或首发症状；烦躁不安，惊恐甚至濒死感；咯血，常为小量咯血，大咯血一般比较少见；不对称的下肢肿胀、疼痛。

2. 肺栓塞需要治疗多久

根据 2018 年的《肺血栓栓塞症诊治与预防指南》，抗凝治疗的标准疗程为 3 个月。3 个月后，若患者仍存在残余血栓、血栓相关危险因素（如制动、活动性肿瘤、易栓症等）持续存在或 D- 二聚体水平持续升高等，需要继续接受抗凝治疗。延长抗凝疗程应该由专业医生评估血栓复发和出血风险，充分衡量延长抗凝的获益 /风险比后再决定是否进行。

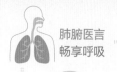
 误区解读

1. 肺栓塞是少见病

这种说法是错误的。事实上，肺栓塞已成为我国常见、多发的疾病，具有高发病率、高病死率的特点，但既往由于对这一疾病认识不足，存在漏诊、误诊，造成"肺栓塞是少见病"的错误认识。某项纳入国内 90 家大型医院的数据统计显示，2007—2016 年 9 年间，肺栓塞的诊断率大幅增加，住院率从 2007 年的 2.9/10 万人上升到 2016 年的 15.8/10 万人。

2. 阿司匹林也可以治疗肺栓塞

这种说法是错误的。阿司匹林为抗血小板药物，主要治疗心肌梗死、脑梗死等动脉血栓。而肺栓塞是由静脉系统血栓所引起，需要使用抗凝药物治疗，用治疗动脉血栓的阿司匹林代替治疗静脉血栓，不仅效果不佳，反而会延误肺栓塞的治疗。

哪些原因可能诱发肺动脉高压

28 岁的小静，4 年前偶然发现自己跑 300 米就不得不停下来张口大力呼吸，当时只以为是自己体力变差，并未重视。后体力逐渐下降，并出现嘴唇发紫、咳嗽、咯血、心悸等，多次到当地医院就诊，均诊断为"支气管炎、肺炎"，经过抗感染、止血等治疗后无缓解。1 周前，小静明显感觉体力不支，爬一层楼梯即感心累气短，并出现活动后晕厥，到大医院全面检查，才发现自己是患上了"特发性肺动脉高压"。

 小课堂

1. 什么是肺动脉高压

肺动脉高压指连接心脏和肺的动脉血管（肺动脉）的压力升高、超过正常范围，导致心脏不得不增加做功将血液泵入肺动脉，从而引起心脏变大、心力衰竭（主要为右心）的一类疾病。可由不同病因引起，最常见的是由于心脏疾病引起的，如先天性心脏病、心脏瓣膜病、心肌病、左心衰竭等；其次是肺部疾病，如慢性阻塞性肺疾病、间质性肺疾病、睡眠呼吸障碍、慢性肺栓塞等；另外还有原因不清楚的（又称为特发性肺动脉高压），与遗传基因有关的，由风湿免疫性疾病（如硬皮病、系统性红斑狼疮等）引起的，由药物、毒物引起的，由肝脏疾病引起的（如门脉高压），以及长期高原生活引起的等。

2. 哪些线索提示存在肺动脉高压

早期主要以引起肺动脉高压的基础疾病的临床表现为主。若出现以下症状，需警惕肺动脉高压：体力活动后气短；总感觉疲倦；头晕，特别是爬楼梯或站立起身时。随着疾病的进展，以下症状更加明显：日常活动后即感气短；劳力性胸痛；水肿，特别是足部；发绀（缺氧导致指甲、嘴唇呈现不同程度的蓝紫色——肺动脉高压患者"蓝嘴唇"的称呼由此而来）；晕厥。

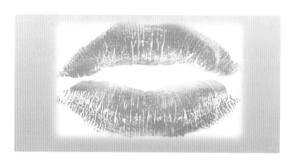

"蓝嘴唇"代指肺动脉高压患者

3. 如何确诊肺动脉高压

出现上述症状、不能用基础疾病解释，应到医院就诊，医生将会：①详细询问病情；②进行体格检查、常规化验、心电图及影像学检查，初步排除其他相似疾病；③怀疑肺动脉高压的患者，进行超声心动图检查，评估心脏结构与功能、估测肺动脉压力；④超声心动图提示肺动脉高压，大部分患者还需行右心导管检查，准确测量肺动脉压力和其他参数，从而明确诊断；⑤确诊后需寻找病因，完善肺功能、薄层高分辨胸部 CT、肺动脉三维重建增强 CT、肺通气/肺灌注扫描、睡眠呼吸监测、肝脏彩超、自身免疫相关检查等。

📚 知识扩展

1. 得了肺动脉高压该如何治疗

不同原因导致的肺动脉高压治疗方法不同，但都应注意以下共性问题：避免剧烈的体力活动；避免前往高海拔地区；女性应避免妊娠；多数患者可能需要吸氧、利尿、抗凝等一般性治疗；部分患者（如动脉性肺动脉高压、无法手术的慢性血栓栓塞性肺动脉高压患者）可以接受单一或联合靶向药物治疗；对于诊断为慢性血栓栓塞性肺动脉高压的患者，在有经验的医疗团队的评估下，还可根据病情选择肺动脉内膜剥脱术（外科手术）、肺动脉球囊扩张成形术（介入手术）等治疗方案；对于上述治疗效果不佳的肺动脉高压患者，可以进行肺移植或心肺联合移植治疗。

2. 肺动脉高压可以治愈吗

仅有部分慢性血栓栓塞性肺动脉高压患者通过肺动脉内膜剥脱术可达到接近治愈，但仍需终身服用抗凝药。对于大部分肺动脉高压患者来说，现阶段还没有治愈的方法，患者需终身治疗和监测；药物治疗效果不理想时，部分符合条件的患者可进行肺移植或心肺联合移植。随着对疾病认识的深入和治疗药物的进展，在专科医生的指导下，患者积极配合并做好自我管理，多数仍可以将病情控制在最低风险状态，提高生活质量。

误区解读

1. 肺动脉高压属于罕见病

这种说法错误。肺动脉高压分为 5 类：①动脉性肺动脉高压；②左心疾病所致肺动脉高压；③肺部疾病和 / 或低氧所致肺动脉高压；④慢性血栓栓塞性肺动脉高压；⑤未明和 / 或多因素所致肺动脉高压，发病率并不相同。尽管缺乏确切流行病学证据，但左心疾病和肺部疾病所致肺动脉高压在临床上较常见，特发性肺动脉高压才相对罕见。

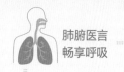
2. 肺动脉高压患者生存期很短

这种说法不正确。不同类型的肺动脉高压预后不同，特发性肺动脉高压预后较差，患者生存率较低，其他类型的肺动脉高压患者预后要好得多，如部分先天性心脏病相关肺动脉高压患者，经过积极规范的治疗，可存活几十年。此外，随着肺动脉高压治疗药物的不断更新，患者的生存率已得到显著改善。

心肺一家，关注肺源性心脏病

66 岁的老刘，5 年前开始频发咳嗽、咳痰，多在受凉感冒后加重，每次使用"消炎药"可基本缓解，但症状反复发作且逐渐出现心累气短，医生诊断其为慢性阻塞性肺疾病。尽管老刘开始规律用药，但始终戒不掉吸烟这"唯一的嗜好"。一周前老刘气短明显加重，才爬 1 层楼就得停下休息，两只脚肿得鞋都穿不进去，再次来到医院检查，却被告知患上了"慢性肺源性心脏病（失代偿期）"。老刘不禁疑惑：这肺上的毛病怎么又突然波及心脏了呢？

 小课堂

1. 什么是肺源性心脏病

肺和心紧密相邻，氧气由肺脏进入血液，获得氧气的血液再由心脏泵向全身。肺源性心脏病，是由于支气管、肺、胸廓或肺血管病变导致肺血管阻力增加，引起肺动脉高压，最终导致右心室结构和／或功能改变的疾病。肺源性心脏病是一类严重的呼吸系统和循环系统疾病，可出现呼吸衰竭和心力衰竭，影响生活质量和寿命，经过积极治疗和预防可以减轻症状，提高生存率。根据起病缓急和病程长短，分为急性和慢性，临床上以慢性肺源性心脏病较多见。

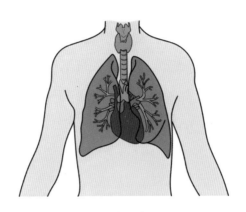

心肺一家

2. 引起慢性肺源性心脏病的常见病因有哪些

（1）支气管、肺疾病：以慢性阻塞性肺疾病最为多见，约占80%～90%，其次为支气管哮喘、支气管扩张、肺结核、间质性肺疾病等。

（2）胸廓疾病：严重的胸廓或脊椎畸形以及神经肌肉疾病可引起胸廓活动受限、肺受压、支气管扭曲，导致肺功能受损。

（3）肺血管疾病：特发性肺动脉高压、慢性栓塞性肺动脉高压可引起肺血管阻力增加、肺动脉压升高和右心负荷加重，发展成慢性肺源性心脏病。

（4）其他：睡眠呼吸暂停综合征等可产生低氧血症，引起肺血管收缩，肺动脉高压，发展成慢性肺源性心脏病。

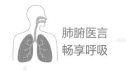
3. 肺源性心脏病的表现有哪些

疾病的早期，即肺、心功能的代偿期，以原发疾病的表现为主，如慢性阻塞性肺疾病的咳嗽、咳痰和呼吸困难的症状。疾病的晚期，即肺、心功能失代偿期，患者可出现呼吸衰竭和右心衰竭，表现为心慌和呼吸困难加重、食欲缺乏、腹胀、恶心等，甚至出现神志恍惚等肺性脑病的表现。医生检查可发现患者有明显发绀（因缺氧使皮肤、口唇呈青紫色改变），球结膜充血、水肿，皮肤潮红、多汗等。同时有颈部静脉怒张、肝脏大且有压痛、下肢和双脚水肿这些提示右心衰竭的体征。

 知识扩展

1. 如何治疗肺源性心脏病

（1）积极治疗基础疾病。因肺源性心脏病常常是肺部疾病发展到晚期所致，所以早期积极治疗会引起肺源性心脏病的基础疾病如慢性阻塞性肺疾病等非常重要。

（2）控制感染、通畅气道、控制呼吸衰竭和心力衰竭、处理并发症。

（3）接种流感疫苗、肺炎链球菌疫苗。

（4）康复锻炼和营养支持。

2. 肺源性心脏病患者该如何运动

肺源性心脏病患者的心肺功能较差，运动会增加氧耗，但是不应该躺着不动，越是不动心肺功能越容易下降，还可能继发静脉血栓等并发症，所以应该选择力所能及的活动，推荐呼吸康复操，通过缩唇呼吸、腹式呼吸，可增强辅助呼吸肌的强度，增大主动呼吸的容量。其次是扩胸、弯腰下蹲、散步、慢跑等，可增加肺活量、改善肺功能。运动时要注意把握强度，以不引起心慌、气急为宜，心率控制在 120 次 / 分以内。

 误区解读

1. **慢性肺源性心脏病患者常合并缺氧，所以需要长期高流量吸氧**

    这种说法错误。许多慢性肺源性心脏病患者，同时合并慢性阻塞性肺疾病，在低氧的同时常存在二氧化碳潴留。缺氧对大脑呼吸中枢是一个有利的刺激，若长期高流量吸氧，血氧分压上升，可降低呼吸中枢的敏感性，引起呼吸抑制，导致二氧化碳无法排出体外，反而加重病情。因此对于这类患者，推荐长期低流量吸氧，氧浓度控制在 28% ~ 30% 为宜。

2. **不喘不治，喘了再治**

    咳嗽时就用镇咳药，气喘时就用平喘药，若不起效再加用激素、抗生素，症状缓解后就停药，这不但不利于控制慢性肺源性心脏病病情，反而由于反复使用激素、抗生素导致免疫低下和抗生素耐药，更易诱发急性加重。慢性肺源性心脏病的治疗是一个长期的过程，即使病情好转后也不能自行停药，而应继续按照医生要求规律用药。

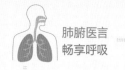

气胸有多种，瘦高要小心

　　小杨今年23岁，瘦高体型，喜欢运动。今天和朋友约着一起打篮球，一个漂亮的三分投球出手，突然觉得一阵撕裂样胸痛，并迅速出现呼吸困难，喘不上气，伴大汗淋漓。朋友见状，赶紧送小杨去医院急诊科就诊，医生给小杨做了一个胸部X线检查，显示小杨的肺已经被大量气体给"淹没"了。这下该怎么办？是什么问题呢？该如何进行下一步治疗呢？

 小课堂

1. 什么是气胸

　　任何原因导致胸膜腔内出现气体，造成积气状态，就是气胸。那什么是胸膜腔呢？胸膜腔是指覆盖在肺组织和胸壁之间的两层薄膜形成的密闭腔隙。正常情况下，其内不含气体，有极少量（5～15毫升）的液体，起到润滑作用，减少呼吸运动时摩擦的阻力。当胸壁或胸膜破了一个洞，气体就会从外界或肺内跑到胸膜腔里面去，胸膜腔里面压力骤增就可以把肺压成一团，这就是气胸。气胸的常见症状有突发胸痛、呼吸困难、胸闷、心悸等，症状与发作过程、肺被压缩程度以及肺功能基础状态密切相关。

2. 气胸的类型有哪些

　　气胸的类型可分为三类。第一类是继发性气胸，即胸部外伤（如骨折、刀刺伤等）损伤肺部，部分治疗或检查（如经皮穿刺肺活检术、人工气胸等）也可能造成肺部损伤。第二类是自发性气胸，即一些肺部或支气管疾病导致肺部损失，引发气胸，如慢性阻塞性肺疾病、哮喘、纤维化合并肺气肿等。急性肺病感染时也可出现气胸，甚至胸腔内有产气细菌生长时也会出现气胸。自发性气胸还可以发生在先天肺部发育异常造成的胸膜下肺大疱患者中，常见于体型瘦高的青壮年男性，多以剧烈运动、抬举重物用力过猛等为诱因。第三类是慢性气胸，是指气胸经 2 个月尚无全复张的患者，这类患者通常会出现吸收困难的包裹性液气胸。此外，气胸还可以按气胸与外界空气的关系分为闭合性气胸、开放性气胸和张力性气胸。

 知识扩展

1. 气胸如何诊断

当你突然出现胸闷、气短等不适，应尽快于医院就诊，按照医生的嘱咐，做好各项必要的检查，进一步明确病因及评估病情严重程度后进行下一步治疗。通常医生会根据患者情况，结合病史、体格检查，以及胸部 X 线或 CT 检查等明确是否有气胸。一般情况下，胸部 X 线检查即可诊断气胸。但胸部 CT 检查可以帮助诊断少量气胸，特别是胸部 CT 对合并的潜在肺内病变有较高的诊断价值。

2. 气胸如何预防

首先，拒绝不良生活习惯，应戒烟戒酒、规律作息，同时合理膳食，注意营养均衡，增强体质，积极参加各种适宜的体育锻炼。

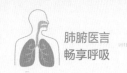

其次，积极防治原发病，气胸可能是胸部或全身疾病的一部分，因此积极防治原发病才是预防这类气胸再次发生的关键。然后，瘦高体型的人可以适当增重，若在运动或用力过猛后突发胸痛和呼吸困难，就要警惕自发性气胸的可能，应该及时就诊，以免耽误治疗。最后，定期进行健康检查，防患于未然。

 误区解读

气胸治疗一定需要穿刺抽气吗

气胸治疗的原则应该迅速解除气胸压迫、缓解症状，必要时可以在胸壁上进行穿刺释放胸腔内的气体。通常，对于少量气胸（肺组织压缩程度小于20%）的患者，不一定需要进行穿刺抽气或手术治疗，可以采取保守观察，多休息、如有条件可以吸氧，24小时再次复查胸部X线检查评估气体有无增加。对于气胸导致肺组织压缩程度较大时，可选择穿刺抽气、置管引流，甚至外科手术。需要强调的是，只有当置管引流效果不好，或者反复发作的气胸，才选择手术治疗，常用的手术方法包括胸膜粘连、肺大疱切除及修复等。

胸腔积液是如何产生的

王大爷受凉后咳嗽不止，还伴胸闷、气喘，于是到医院就诊，医生建议完善胸部CT。这一看，报告上写着"右侧大量胸腔积液"。王大爷担心得睡不着觉："什么叫胸腔积液啊！

听着像是肺里积水了，可我这喝水也没呛过啊！这肺里的水是打哪儿来的呢？"于是，王大爷就多方打听，得知村头李奶奶也有这个胸腔积液，然后就查出来了肺癌。这下更焦虑了："我会不会也得癌症了，这严不严重，还能不能治好啊！"

 小课堂 ● ● ● ● ● ● ● ● ● ● ● ● ●

1. 胸腔积液是如何产生的

正常情况下，每侧胸膜腔内均含有少量液体，在呼吸运动时起润滑作用。胸膜腔中的液体主要由壁层胸膜产生，同样，壁层胸膜上的淋巴管负责吸收大部分胸膜腔内液体。液体量取决于壁胸膜、脏胸膜以及胸膜腔之间的静水压和胶体渗透压的平衡，正常人胸腔内每天大约有 500～1 000 毫升的液体形成和吸收，处于动态平衡之中，任何原因引起的胸膜腔内液体形成过快或吸收过缓都可能打破动态平衡，导致胸腔积液。

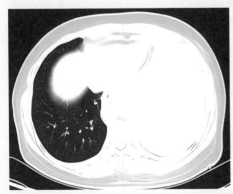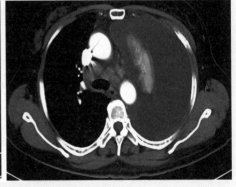

注：该患者左肺大量胸腔积液，左侧肺组织压缩不张。

胸腔积液 CT 影像学表现

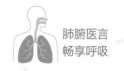
2. 哪些疾病可以导致胸腔积液

不是所有的胸腔积液都是由癌症导致的，有多种疾病可引起胸腔积液。胸腔积液可分为漏出性或渗出性，其常见的病因也不同，漏出性胸腔积液的最常见病因包括充血性心力衰竭、肝硬化、低白蛋白血症等；渗出性胸腔积液的最常见病因包括感染、胸膜转移性肿瘤（如肺癌、乳腺癌等）、间皮瘤、结核性胸膜炎等。

3. 胸腔积液一般有哪些症状

胸腔积液患者一般表现为非特异性的呼吸道症状，如呼吸困难、胸痛、咳嗽、心率增快等，也可表现为原发病的症状，如肺结核所致胸腔积液者可有午后低热、盗汗、消瘦等结核中毒症状；心力衰竭患者可有下肢水肿等心功能不全的症状；肺癌所致胸腔积液患者可有痰中带血、刺激性咳嗽等症状；肺炎引起胸腔积液或脓胸，常有发热和咳嗽、咳痰等表现。

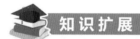 知识扩展

如果出现胸腔积液该如何治疗

总体治疗原则是解除压迫、缓解症状，使胸腔积液消失或者减少。解决胸腔积液的关键在于治疗导致胸腔积液的根本原因，而不是仅仅治疗胸腔积液本身，每位胸腔积液患者的处理都必须个体化。例如，如果心力衰竭得到纠正或肺部感染通过抗生素治愈，积液通常会消退。当胸腔积液的原因不明确时，胸腔积液的常规和生化检查可确定积液是渗出液还是漏出液，并根据不同的病因进行治疗。

误区解读

胸腔积液不能抽，积液会越抽越多，人也会因为抽液变得虚弱

此说法是错误的。若患者存在大量胸腔积液，出现严重的胸闷、气短、呼吸困难，无论病因是否明确，都应立即进行胸膜腔穿刺抽液以缓解症状，解除肺压迫，避免出现更严重的后果，如呼吸衰竭。临床多种疾病可导致胸腔积液，胸膜腔穿刺抽液可完善胸腔积液相关检查，以确定胸腔积液的性质，为进一步明确病因提供依据；引流胸腔积液后，可使压缩的肺重新复张，改善患者心肺功能，缓解症状。大部分胸腔积液需要抽液引流或者送检明确病因；符合标准操作要求的胸腔积液穿刺引流不会出现"越抽越虚弱、越抽越多"的问题，虚弱以及积液增多是由原发疾病进展或者未控制所导致的。因此，需要听从专业医生的建议，进行规范化治疗。

打鼾就是睡得香吗

王先生常被妻子调侃打鼾问题，但他并未在意，因为身边的长辈常说"打鼾就是睡得香"。然而，随着时间的推移，王先生夜间开始出现憋醒，鼾声也越来越大，妻子抱怨他的鼾声影响了自己的睡眠，还说他夜间经常出现呼吸气流中断。此外，王先生白天时常感到疲劳，注意力不集中，开车时控制不住打瞌睡。这一系列问题让他重新思考：打鼾真的是睡得香

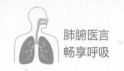
吗，是否隐藏着健康问题？于是，王先生去医院看病，完善检查后被诊断为"阻塞性睡眠呼吸暂停"。

小课堂

1. 鼾声是怎么产生的

鼾声产生的主要原因是上呼吸道不通畅，导致空气在呼吸过程中产生震动，进而产生噪声。具体而言，鼾声产生的主要过程包括：①入睡时，喉部的肌肉松弛，包括舌头、软腭和咽喉壁等，阻碍了空气的正常流动；②肌肉松弛、鼻窦堵塞、扁桃体肥大或脂肪堆积等原因加重了上呼吸道的阻塞；③当空气流经受阻的上呼吸道时，软组织的震动产生音波，形成我们听到的鼾声。

2. 打鼾与阻塞性睡眠呼吸暂停的关系

打鼾是阻塞性睡眠呼吸暂停的常见症状，但不意味着所有打鼾的患者都存在阻塞性睡眠呼吸暂停。阻塞性睡眠呼吸暂停是一种呼吸睡眠疾病，是由于呼吸道在睡眠时发生部分或完全阻塞所引起的，呼吸道阻塞可引起呼吸不足或呼吸暂停，导致氧气供应不足以及睡眠结构紊乱，常表现为夜间打鼾、憋醒、被观察到呼吸气流中断、日间嗜睡等症状。因此，如果一个人打鼾声音较大且持续时间较长，并且伴随其他症状，如白天频繁打瞌睡等，那么他可能存在阻塞性睡眠呼吸暂停的风险，需要到医院进一步明确诊断。

3. 阻塞性睡眠呼吸暂停会对身体健康造成哪些危害

阻塞性睡眠呼吸暂停可引起夜间打鼾，睡眠质量下降，导致白天嗜睡，学习工作效率下降。此外，阻塞性睡眠呼吸暂停会导致氧气供应不足，长期缺氧可对心血管系统、大脑和其他重要组织器官造成负面影响，增加高血压、心脏病、脑卒中、糖尿病、肥胖的风险。阻塞性睡眠呼吸暂停还可能诱发抑郁和焦虑，影响心理健康和生活质量。

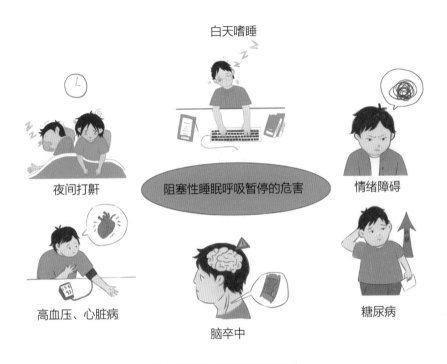

阻塞性睡眠呼吸暂停的危害

知识扩展

阻塞性睡眠呼吸暂停如何治疗

阻塞性睡眠呼吸暂停的治疗原则主要包括以下 4 个方面。

（1）生活方式改变：主要包括以下三种措施。①减重，过度肥胖者减重的措施除了锻炼、控制饮食外，还可以选择药物、手术的方式。②避免饮酒和使用安眠药物，酒精和安眠药物会加重睡眠

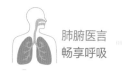
时上呼吸道肌肉的松弛，从而加重呼吸暂停。③非仰卧位睡眠，可以用腰部或腹部固定器、半硬质背包、全长枕头、贴在睡衣背面的网球、带有警报器的电子传感器等工具来辅助完成非仰卧位睡姿。

（2）持续气道正压通气：这是成人阻塞性睡眠呼吸暂停首选的治疗方法，借助家用呼吸机提供持续的气流压力，阻止呼吸道塌陷，保持呼吸道通畅。

（3）口腔矫治器：使用定制的口腔矫治器有助于保持下颌和舌头在正确位置，防止呼吸道塌陷，主要适用于有下颌后缩的轻度或中度阻塞性睡眠呼吸暂停的患者。

（4）外科手术：在一些严重的病例中，手术可作为一种选择。手术的目标是扩大呼吸道，通过移除阻塞部分或修复异常结构来改善通气。

上述治疗方法可单独使用，也可联合用于改善阻塞性睡眠呼吸暂停。具体治疗方案的选择取决于患者的具体情况和病情的严重程度，需要在医生的指导下制订个体化的治疗计划。

误区解读

吸氧可治疗阻塞性睡眠呼吸暂停

此观点错误。虽然阻塞性睡眠呼吸暂停可导致机体缺氧，但吸氧并不能解决呼吸暂停的根本问题。在某些情况下，吸氧可能会加重阻塞性睡眠呼吸暂停，这是因为低氧会刺激呼吸中枢，引起呼吸中枢的唤醒，从而阻断呼吸暂停，如果给阻塞性睡眠呼吸暂停的患者吸氧，反而会减少低氧对呼吸中枢的刺激，使呼吸暂停的持续时间更长。因此，吸氧不但不能治疗阻塞性睡眠呼吸暂停，还可能会加重病情。

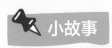 **小故事**　　**"睡眠呼吸暂停疾病"名称来源**

19世纪30年代，英国著名小说家狄更斯以敏锐的观察力，发现了睡眠呼吸暂停的相关症状，并在《匹克威克外传》中进行了生动描述。他塑造了一位胖胖的男孩，性格古怪，总是昏昏欲睡。夜幕降临，他发出雷鸣般的鼾声，白天依旧打盹，常遭嘲笑。医学家们对此产生极大兴趣，展开深入研究，逐渐解开了夜间打鼾、白天嗜睡的神秘面纱，揭示了睡眠时上呼吸道的阻塞问题。直至20世纪70年代，正式确立了睡眠呼吸暂停的疾病名称。

什么是尘肺病

老张在煤矿从事生产工作，听说矿里有两位老工人最近相继去世，平时他俩身体都挺健康的，去世前都出现劳累、喘不上气来的症状，矿里人都担心这与从事煤炭工作有关。老张最近觉得自己上楼、爬坡后喘不上气，担心自己是不是也得了相同的疾病，便到县城里的医院就诊，医生询问了老张的职业史和病史，告诉老张需要做胸部影像学检查，确认是否患了尘肺病。

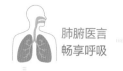
 小课堂 ● ● ● ● ● ● ● ● ● ● ● ● ● ●

1. 什么是尘肺病

尘肺病，即肺尘埃沉着病，是一种常见的职业病，是在职业生产活动中由于长期吸入生产性粉尘并在肺内潴留，引起以肺组织弥漫性纤维化为主的疾病。

根据吸入粉尘的不同，可以分为无机尘肺和有机尘肺，大多数尘肺为无机尘肺，如硅肺、煤工尘肺，有机尘肺相对较少，如农民肺、棉尘肺。目前我国《职业病分类和目录》列举的尘肺病有13种，包括：硅肺、煤工尘肺、石墨尘肺、炭黑尘肺、石棉肺、滑石尘肺、水泥尘肺、云母尘肺、陶工尘肺、铝尘肺、电焊工尘肺、铸工尘肺，以及根据《尘肺病诊断标准》和《尘肺病理诊断标准》可以诊断的其他尘肺病。其中硅肺、煤工尘肺和石棉肺是我国最常见的尘肺病。

2. 尘肺病有哪些临床表现

早期尘肺病没有明显症状。随着病情的发展，大多数患者会出现咳嗽、咳痰、呼吸困难、胸痛等症状，少数患者还会出现消化功能不良、抵抗力下降等全身症状。

尘肺病常常合并呼吸系统感染、自发性气胸、肺结核、肺癌、胸膜间皮瘤、肺源性心脏病以及呼吸衰竭。

影像学表现是尘肺病诊断的主要依据，主要表现为小阴影（小结节）、大阴影（团块）、磨玻璃影、钙化影。

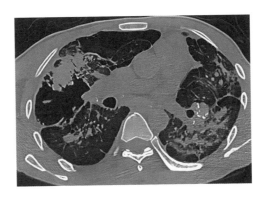

注：患者胸部 CT 肺野内可见多发不规则结节影、团块影，病灶内可见多发砂粒样钙化

影，伴气胸。

尘肺病的影像学表现

 知识扩展

如何预防尘肺病

尘肺病不可治愈，但能预防，预防的关键在于最大限度防止有害粉尘的吸入。

针对尘肺病的预防，我国总结出"革、水、密、风、护、管、教、查"的八字方针：革新生产工艺和生产设备，湿化作业，密闭粉尘发生源，抽风除尘，个人防护，加强防尘管理，宣传教育，定期健康检查和环境督查。针对接尘工人的健康检查应做到上岗前体检、岗中定期健康检查和离岗体检。

如果怀疑自己得了尘肺病，应先到原工作单位/现工作单位或通过其他途径取得职业史和粉尘接触史资料，再到用人单位所在地、本人户籍所在地或经常居住地的职业病诊断机构进行职业病诊断。

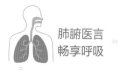

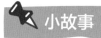 **小故事** 古代关于"尘肺病"的记载

随着人类历史文明发展，石器、铸铜、陶瓷业的兴盛，工匠们在作业中会接触大量粉尘，尘肺病也随之发生。在我国最早的医学典籍《黄帝内经》中即有尘肺病的记载："金石之物，其燥有毒"。北宋《谈宛》中也有尘肺病的记载："贾谷山，采石人，石末伤肺，肺焦多死"。可见古人很早就洞察了尘肺病的病因、高发职业、病变性质以及预后情况。

答案：1. D；2. C；3. √

健康知识小擂台

单选题：

1. 肺结节是指直径小于等于（　　）的肺部阴影。

　　A. 5mm　　　　　　　B. 1cm

　　C. 2cm　　　　　　　D. 3cm

2. 目前明确能用于肺癌筛查的技术是（　　）

　　A. X 线片

　　B. 肿瘤标志物

　　C. 胸部低剂量螺旋 CT

　　D. PET/CT

判断题：

3. 尘肺病不能治愈，只能预防。（　　）

呼吸系统疾病
全面了解自测题

（答案见上页）

呼吸系统疾病
治疗方式

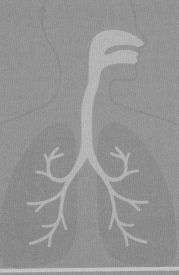

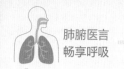
呼吸系统疾病是严重危害人民健康的常见病、多发病，为我国仅次于心血管疾病与糖尿病的第三大慢性疾病。因受大气污染、吸烟及人口老龄化等因素的影响，发病率与死亡率（居民第三大死因）常年居高不下。因此，对慢性呼吸系统疾病的健康管理和知识科普是十分必要的。本部分主要针对呼吸系统的常见临床症状和治疗方式进行健康知识科普，旨在为老百姓提供科学有效、简单易懂、易操作的呼吸系统疾病治疗方式科普知识。

呼吸系统疾病治疗方式

居家氧疗，守护呼吸健康

60 岁的郑大爷自从 10 年前确诊慢性阻塞性肺疾病后，一直按医生的嘱咐规律用药，病情一直处于稳定状态。年初时不慎感染病毒，一度高烧不退，咳嗽咳痰、气促等症状也迅速加重，家人紧急将他送往医院救治。经过呼吸科医生的紧急抢救，启用无创呼吸机紧急氧疗辅助通气，郑大爷的病情稳定下来。出院时，医生建议家属购置家庭氧疗机，并且保证每日吸氧时间不少于 15 小时。

 小课堂 ● ● ● ● ● ● ● ● ● ● ● ● ● ● ● ●

1. 什么是家庭氧疗

家庭氧疗是指患者在病情稳定出院后，仍有慢性呼吸功能不全的症状，需要在家利用吸氧设备进行长时间吸氧的一种治疗方式。

其目的是为患有呼吸系统疾病或低氧血症的患者提供适当的氧气，以纠正慢性缺氧状况、缓解呼吸困难等症状，并提高患者生活质量。家庭氧疗的方式包括长期氧疗、夜间氧疗、可移动氧疗、姑息氧疗和短时脉冲氧疗等。需要强调的是，家庭氧疗需要在医生的指导下进行，患者必须严格遵守医嘱，定期与医生进行随访。

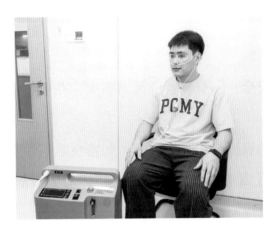

家庭氧疗

2. 哪些情况需要进行家庭氧疗

家庭氧疗通常适用于以下情况：①慢性肺部疾病患者，如患有极重度慢性阻塞性肺疾病、肺炎、间质性肺疾病、肺囊性纤维化、肺动脉高压等；②已出现低氧血症的心脑血管疾病患者，如慢性心力衰竭、冠心病、脑血栓、脑缺血等疾病患者；③神经肌肉或胸壁疾病患者，如肌无力、运动神经元病、渐冻症末期等疾病患者；④患有顽固性呼吸困难的癌症或终末期心肺疾病；⑤易缺氧人群，如高龄老年人、孕妇、井下作业人群等。

这类人群在日常生活中无法获得足够的氧气供应，从而引发低

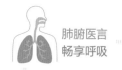
氧血症和相关的症状，如呼吸困难、疲劳、运动耐力下降等。家庭氧疗能够通过提供额外的氧气来改善他们的氧合情况，减轻症状，并提高其生活质量。然而，家庭氧疗是否适用于特定患者需要医生根据患者的具体情况进行评估和判断。

 知识扩展

家庭氧疗注意事项

保证用氧安全：供氧装置应远离明火，在停止吸氧时应及时关闭氧气。

选择合适的氧流量和吸氧时间：如慢性阻塞性肺疾病伴有严重低氧血症的患者需进行长期家庭氧疗，即每天吸氧时间不少于15小时，氧流量需控制在1~2升/分。

避免不良反应：注意氧疗引起的不良反应，如鼻腔黏膜干燥或出血、吸入性肺不张、高碳酸血症与呼吸抑制以及氧中毒等。如吸氧后症状加重或感觉不适，应及时咨询医生。

定期随访：建议在开始家庭氧疗后的第3个月和第12个月进行门诊随访，评估是否需要继续氧疗或调整时间和流速。

 误区解读

吸氧后症状缓解，就不需要再去医院看医生

这种说法是错误的。家庭氧疗是一种辅助治疗手段，即使吸氧后症状缓解也不能替代医生的诊断和治疗。尤其是有基础疾病的老年人，吸氧只能缓解症状，保护脏器，避免危重症的发生。如果出现了低氧或其他症状，建议在医生的指导下进行检查和治疗。因此，即使吸氧后症状有所缓解，仍然建议与医生保持沟通，定期就诊，以确保病情的监测和治疗的持续有效性。

吸氧后症状缓解，就不需要再去医院看医生吗

久咳不止，科学止咳有良方

　　"咳咳咳……"一阵又一阵咳嗽声在办公室响起，长期咳嗽的职工小王对此感到十分困扰，一方面，为打扰周围的同事感到抱歉；另一方面，自己也从药店买了许多镇咳药，但还是一直咳，情况不见好转。小王为何一直久咳不愈，即使服用镇咳药物效果依旧不佳？

 小课堂

1. 咳嗽的类型及其常见病因

　　根据咳嗽病程的长短，通常将其分为急性咳嗽 < 3 周、亚急性咳嗽 3 ~ 8 周、慢性咳嗽 > 8 周，这也是咳嗽病因诊断的重要依据。其中，急性咳嗽最常见的病因是普通感冒和急性气管 / 支气管炎，亚急性咳嗽最常见的原因是感染后咳嗽，慢性咳嗽的主要病因包括咳嗽变异性哮喘、上气道咳嗽综合征、嗜酸性粒细胞性支气管炎、变应性咳嗽、胃食管反流性咳嗽。

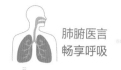

2. 久咳不止，止咳药应该怎么选

咳嗽可由多种原因所致，治疗的关键在于病因治疗，镇咳药物只能起到短暂缓解症状的作用。根据咳嗽诊疗有关指南，应针对不同类型的咳嗽，选用相应的镇咳药物，但药物使用时需遵循医生建议和药物说明。

常见类型咳嗽的镇咳药物

咳嗽病因常见分类	镇咳药推荐
普通感冒	美敏伪麻口服溶液、复方盐酸伪麻黄碱缓释胶囊
急性气管/支气管炎	镇咳药物（愈创木酚甘油醚）
感染后咳嗽	复方甲氧那明
上气道咳嗽综合征	抗组胺药物、鼻用减充血剂、吸入性糖皮质激素（ICS）、口服糖皮质激素
胃食管反流性咳嗽	质子泵抑制剂（奥美拉唑等）和钾离子竞争性酸阻断剂（伏诺拉生）
咳嗽变异性哮喘	吸入性糖皮质激素（ICS）联合支气管舒张剂
嗜酸性粒细胞性支气管炎	吸入性糖皮质激素（丙酸氟替卡松气雾剂等）
变应性咳嗽	吸入性糖皮质激素（ICS）和/或口服抗组胺药物
难治性慢性咳嗽	神经调节因子类药物（加巴喷丁）

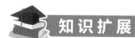 知识扩展

慢性咳嗽病因治疗与健康管理很重要

据统计，在呼吸专科门诊和社区门诊中，咳嗽是患者最常见的症状。咳嗽病因复杂，明确诊断较为困难，因此很多咳嗽患者常反复进行各种检查或者长期使用抗菌药物和镇咳药物，但疗效较差并

产生诸多不良反应，对患者的工作、学习和生活质量造成严重影响。咳嗽患者久咳不止时应及时到正规呼吸专科门诊就医，明确导致自身咳嗽的病因，切忌自行盲目使用镇咳药物和抗菌药物。对于慢性咳嗽患者来说，明确病因并治疗可明显改善症状，减少不良反应发生。比如咳嗽是血管紧张素转化酶抑制剂类降压药物的常见不良反应，明确此类药物的用药史，停用药物后咳嗽缓解可以确诊，这时可选择其他降压药物替代治疗原发病。另外，对于慢性咳嗽患者来说，坚持健康的生活方式，包括气道清洁（勤刷牙、勤漱口）、提高免疫力、主动体位排痰、适度运动、多晒太阳等是必要的。同时应避免空气污染、香烟烟雾、变应原等生活常见诱发病因的暴露。

慢性咳嗽病因治疗与健康管理

 误区解读

久咳不止，只要使用镇咳药物就能治愈

上述观点是错的，镇咳药物只能起到短暂缓解症状的作用，多用于严重的咳嗽，如剧烈干咳或频繁咳嗽影响休息和睡眠时，可适当给予镇咳治疗。另外对于慢性咳嗽患者来说，坚持健康的生活方式十分重要，比如戒烟、避免变应原接触等。

久咳不止，只要使用镇咳药物就能治愈吗

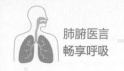

有痰咳不出，祛痰有妙招

邻居王大爷最近一直咳嗽，有时还故意用力咳，家里人问他为啥这么用力咳嗽，王大爷回答：喉咙不舒服呀，感觉有痰液，一直咳都咳不出来。相信大家可能或多或少都跟王大爷有着相同经历：有痰咳不出。面对这样的情况我们应该如何科学有效祛痰？我们又该如何选择种类繁多的祛痰药？

 小课堂

1. 咳痰、咳嗽不分家，如何科学有效咳痰

咳痰是一种自然的身体反应，帮助清除呼吸道中的痰液和杂质。患者有痰时一定要咳出来，若痰液累积于肺部，滋生的有害菌可能会刺激支气管和肺部，引发感染从而导致局部炎症并形成恶性循环。咳痰需要科学高效的方法：一是喝水，补充水分（温水或茶）可以降低痰液的黏稠度，使其更容易咳出；二是正确的体位排痰姿势；三是深呼吸用力咳嗽。如果采用以上方式痰液仍然咳不出，可以在医生的指导下，使用祛痰药。

2. 面对久咳不出的痰液，如何合理使用祛痰药

目前常用的祛痰药主要有以下几类。

常见类型祛痰药

类型	作用原理	副作用	适应证	常用药物代表
恶心性祛痰药	刺激胃部和呕吐中枢引起恶心感觉,从而促使人咳嗽并排出痰液	恶心和呕吐	干咳、咳嗽、伴黏稠痰的患者	氯化铵、呱西替柳、复方鲜竹沥液
刺激性祛痰药	刺激呼吸道黏膜促使人咳嗽并排出痰液,增加黏膜分泌和纤毛活动,从而帮助清除痰液	呼吸道刺激和过敏反应	急性呼吸道炎症初期痰少而黏滞的患者	安息香酊、愈创木酚
黏液溶解剂	改变黏液的特性,降低痰液的黏稠度易于排出体外。作用于黏液分子,使其分解变得更稀薄	恶心、呕吐等胃肠道反应	慢性支气管炎、慢性阻塞性肺疾病	羟甲司坦、盐酸氨溴索、糜蛋白酶
黏液调节剂	调节黏液腺的分泌功能,使黏液分泌量保持正常。改善黏液的流动性和黏稠度,使黏液更易于清除	恶心、呕吐等胃肠道反应	哮喘、慢性鼻窦炎	乙酰半胱氨酸、羟甲司坦、盐酸氨溴索

 知识扩展

咳出的痰液如何处理

在咳嗽之前,准备好用于收集痰液的纸巾、纸杯或痰杯。确保这些物品是干净的。在咳嗽时,用纸巾或纸杯接住咳出的痰液。这有助于避免痰液在空气中飞溅,减少传播病原体的风险。尽量避免用手接触咳出的痰液,以免将病原体传播到其他物体或人身上。如果不慎接触到痰液,请立即用肥皂洗手。然后将咳出的痰液倒入厕所或马桶中,冲洗。如果没有厕所,可以将痰液倒入垃圾袋中,并尽快将其放入垃圾箱。务必确保将痰液丢弃在合适的地方。如果你

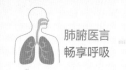
患有传染性疾病，如流感或其他呼吸道感染，应该避免与他人密切接触，尤其是在咳嗽时。佩戴口罩可以有效减少病毒或细菌的传播。

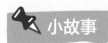 **小故事** **肺部痰液研究史**

早在 19 世纪，科学家就开始对呼吸道黏膜和痰液的分泌机制进行研究。英国生理学家约翰·亨特在 18 世纪末和 19 世纪初的研究中，对呼吸道黏膜的结构和功能进行了观察和描述。20 世纪，随着医学科学的进步，对呼吸道黏膜和痰液生成机制的研究逐渐深入，科学家们逐渐揭示了杯状细胞的分泌机制和痰液的成分。在现代医学研究中，医学研究人员通过实验室研究、临床观察和医学影像等手段，不断深化对痰液生成的理解，并通过相关疾病的治疗和管理来改善患者的健康。

发热很常见，退热需谨慎

小孙高热不退，他想快点康复，就把多种退热药混着吃，4 天后小孙极度不舒服到医院就诊，但已出现严重肝功能衰竭。医生发现小孙吃的众多退热药中，都含有对乙酰氨基酚，过量服药的危险，真的有这么大吗？

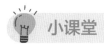

1. 退热药有哪些

退热药，即解热镇痛药，又称为非甾体抗炎药，顾名思义，这是一类不含有甾体结构的抗炎药，具有抗炎、止痛、退热等作用。非甾体抗炎药药物种类繁多，包括水杨酸类、乙酸类、烯醇酸类、邻氨基苯甲酸类和丙酸类，其代表药物主要包括吲哚美辛、阿司匹林、双氯芬酸、布洛芬、对乙酰氨基酚、塞来昔布。

2. 退热药可以混合使用吗

有些人认为混合使用不同品牌或类型的退热药可以提高退热效果。然而，这种做法是不推荐的，因为不同的退热药可能含有相同的活性成分，过量使用可能增加不良反应的风险，严重可导致肝肾衰竭、胃肠道出血甚至危及生命。如需要同时使用多种退热药，建议咨询医生的意见。他们根据个人情况提供更具体的建议和指导。

知识扩展

在选择退热药时，需要考虑特殊人群的生理和药物代谢情况

（1）儿童：①对乙酰氨基酚是儿童最常用的退热药，剂量应根据儿童的年龄和体重进行适当调整；②避免使用含有阿司匹林的药物，以免引发儿童水肿性脑病。

（2）老年人：①对乙酰氨基酚是老年人中常用的退热药，适用于轻至中度发热，需遵循适当剂量和使用频率；②避免使用阿司匹林，阿司匹林与老年人中的出血风险和其他不良反应有关，尤其

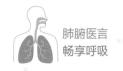

是在某些情况下，如服用抗凝血药或患有胃溃疡等。

（3）孕产妇：①对乙酰氨基酚通常是怀孕和哺乳期安全的选择，但最好在医生的指导下使用；②避免使用一些非甾体抗炎药如布洛芬、阿司匹林等，特别是在怀孕早期、晚期以及哺乳期。

特殊人群如何
选择退热药

特殊人群使用退热药

人群	首选	慎用 / 禁用
儿童	2 ~ 6 月龄：对乙酰氨基酚 6 月龄以上：对乙酰氨基酚、布洛芬	阿司匹林、吲哚美辛、塞来昔布、双氯芬酸
老年人	对乙酰氨基酚	有出血倾向患者：避免使用阿司匹林 有血栓形成倾向患者：避免使用塞来昔布
孕产妇	对乙酰氨基酚	阿司匹林、布洛芬、吲哚美辛、塞来昔布、双氯芬酸

 误区解读

发热一定要吃退热药

这种说法是错误的。不是所有情况下发热都需要立即服用退热药。发热是身体的自然反应，它有助于抵抗感染和其他疾病。在许多情况下，发热是身体免疫系统正常工作的表现，而且通常会在疾病得到控制后自行消退。

退热药的使用应根据具体情况来决定。如果发热引起明显的不适感，如头痛、肌肉酸痛或不安，退热药可能有助于缓解这些不适症状。此外，当体温超过 38.5℃时，特别是对于儿童和老年人，退热药可以帮助降低体温并减轻不适感。然而，对于轻度发热而没有其他不适症状的情况，可不必立即使用退热药。在这种情况下，可以尝试其他方法来舒缓不适，如休息、保持充足的水分摄入和调节室温。

发热一定要吃退热药吗

呼吸系统疾病不可怕，吸入药物要用对

确诊支气管哮喘 3 年的张大爷，遵从医嘱坚持使用吸入剂药物，但是效果不佳，病情反复急性发作，每次都需要住院治疗。医护人员详细询问后，发现张大爷使用吸入药物装置的方法不对。张大爷疑惑道："这不就是吸一口气的事情吗？"经规范指导用药方法并定期随访，张大爷的症状逐渐减轻，急性加重的次数也明显减少了。张大爷惊讶道："原来吸入药物也是有讲究的！"那么，该如何正确使用吸入药物呢？

 小课堂

1. 什么是吸入疗法

吸入疗法是指将药物制成气雾颗粒或干粉颗粒等气溶胶的形式，以吸入气道和肺内的方式发挥治疗作用。它作用快、使用方便、局部药物浓度高、不良反应少，是许多呼吸系统相关疾病重要的治疗方法。

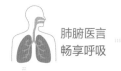
2. 常用的吸入药物有哪些

临床上常用的吸入药物有吸入性糖皮质激素（ICS）、支气管扩张剂（β2受体激动剂、抗胆碱药）和祛痰剂等。

吸入药物分类及常见药物

分类		常见药物名称
吸入性糖皮质激素（ICS）		氟替卡松、倍氯米松 布地奈德、莫米松
β2受体激动剂	短效β2受体激动剂（SABA）	特布他林、沙丁胺醇
	长效β2受体激动剂（LABA）	福莫特罗、沙美特罗
抗胆碱药	短效抗胆碱药（SAMA）	异丙托溴铵
	长效抗胆碱药（LAMA）	噻托溴铵
祛痰剂	黏液溶解剂	N-乙酰半胱氨酸溶液
	黏液调节剂	氨溴索

3. 吸入药物方案

临床上，根据患者病情需要制订个体化治疗方案。吸入药物除了长效β2受体激动剂（LABA）不能单独使用外，其余可以单独使用，也常常联合使用。在哮喘急性发作需缓解症状时，短效抗胆碱药（SAMA）为治疗的首选药物，主要作用为迅速解除支气管痉挛从而缓解哮喘症状。而在长期治疗控制疾病时，吸入性糖皮质激素（ICS）为首选药物，主要作用是治疗气道慢性炎症而使哮喘维持临床控制，其他吸入药物也常相互配伍。一般根据慢性阻塞性肺疾病患者病情的严重程度综合性评估，来选择治疗方案。

知识扩展

如何正确使用吸入药物装置

呼吸科常用吸入装置有压力定量吸入器（pMDI）、干粉吸入器（DPI）、软雾吸入剂（SMI）和小容量雾化器（SVN）。前三种多为手持，方便携带。小容量雾化器可以住院使用或者在家庭使用。

压力定量吸入器（pMDI）也被称为加压定量吸入器，如异丙托溴铵气雾剂、硫酸沙丁胺醇气雾剂。

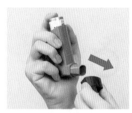
1. 打开防尘帽和吸嘴

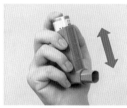
2. 用力摇匀

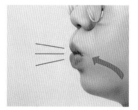
3. 完全呼气

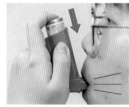
4. 手持雾化器，嘴唇合拢含住咬嘴，在缓慢且深地吸气的同时，按压药罐的底部，并继续吸气

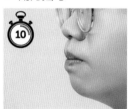
5. 在停止吸气后，将咬嘴移开嘴唇，尽可能的屏气十秒

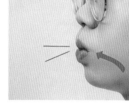
6. 缓慢呼气

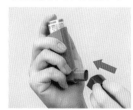
7. 盖上保护盖

压力定量吸入器（pMDI）操作步骤图

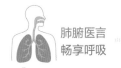
　　针对手口协调性较差，掀压阀门时难以同步缓慢深吸气的患者，可将压力定量吸入器（pMDI）与装有单向阀的储雾罐连接，即 pMDI+ 储雾罐。

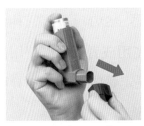

1. 打开防尘帽和吸嘴

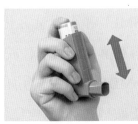

2. 用力摇匀

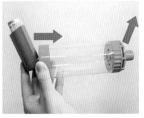

3. pMDI 安装到储雾罐的尾端（远离储雾罐吸嘴的另一端）

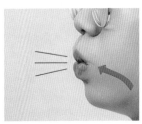

4. 尽可能充分呼气

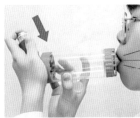

5. 按压 pMDI 药罐一次，缓慢且完全地用嘴吸气

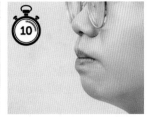

6. 在停止吸气后，将咬嘴移开嘴唇，尽可能的屏气十秒，之后缓慢呼气

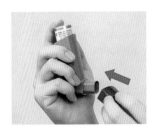

7. 盖上保护盖

pMDI+ 储雾罐操作步骤图

干粉吸入器（DPI）有单剂量胶囊型、多剂量储库型和囊泡型。

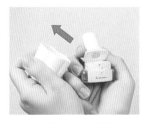

1. 打开防尘帽和吸嘴

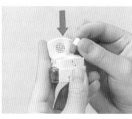

2. 从包装中取出一粒胶囊，放于中央室

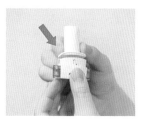

3. 合上吸嘴直至听到咔哒声

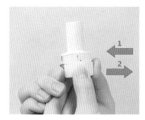

4. 将刺孔按钮完全按下一次，然后松开

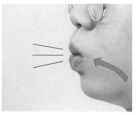

5. 完全呼气

6. 用力快速吸气

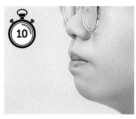

7. 在停止吸气后，将咬嘴移开嘴唇，尽可能的屏气十秒，之后缓慢呼气

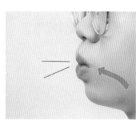

8. 缓慢呼气

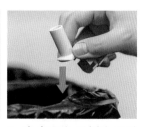

9. 完全吸入后倒出用过的胶囊

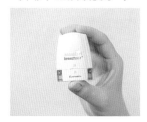

10. 关闭吸嘴和防尘帽保存

单剂量胶囊型干粉吸入器（DPI）操作步骤图

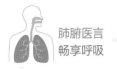
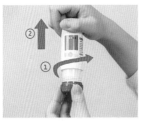

1. 旋转并拔出瓶盖

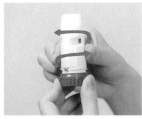

2. 拿直装置，握住红色旋柄部分和中间部分，向某一方向旋转到底，再向其反方向旋转到底，即完成一次装药，在此过程中会听到一次咔哒声

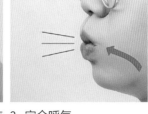

3. 完全呼气

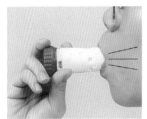

4. 快速用力吸气

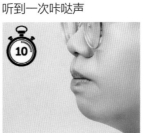

5. 在停止吸气后，将咬嘴移开嘴唇，尽可能的屏气十秒，之后缓慢呼气

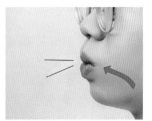

6. 缓慢呼气

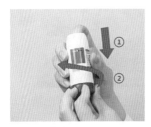

7. 关闭装置

多剂量储库型干粉吸入器（DPI）操作步骤图

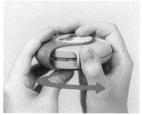 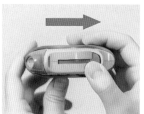 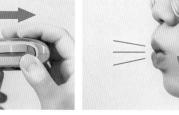

1. 用一手握住外壳，另一手的大拇指放在拇指柄上向外推动拇指直至完全打开

2. 向外推滑动杆，直至发出咔哒声

3. 完全呼气

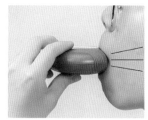 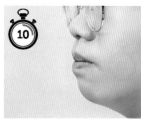

4. 快速用力吸气

5. 在停止吸气后，将咬嘴移开嘴唇，尽可能的屏气十秒，之后缓慢呼气

6. 缓慢呼气

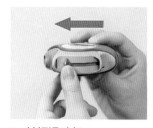 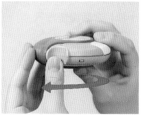

7. 关闭滑动杆

8. 关闭装置

囊泡型干粉吸入器（DPI）操作步骤图

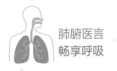

软雾吸入剂（SMI），如噻托溴铵气雾剂。

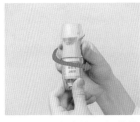

1. 将透明底座按照标签箭头指示方向旋转半周直至听到咔哒声

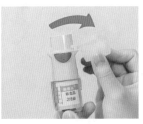

2. 完全打开防尘帽

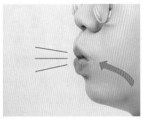

3. 尽可能充分呼气

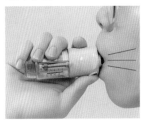

4. 将装置指向咽喉后部，压给药按钮并缓慢尽可能长时间吸气

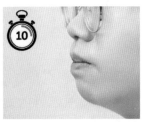

5. 在停止吸气后，将咬嘴移开嘴唇，尽可能的屏气十秒，之后缓慢呼气

6. 缓慢呼气

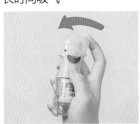

7. 关闭防尘帽

软雾吸入剂（SMI）操作步骤图

　　压力定量吸入器（pMDI）根据装置特点及原理不同，可分为3种：射流雾化器、超声雾化器和振动筛孔雾化器。通常压力定量吸入器（pMDI）的吸入操作由医护人员完成。

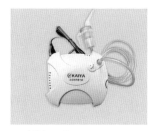
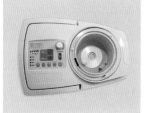
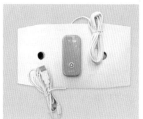

1. 射流雾化器　　　　　2. 超声雾化器　　　　　3. 振动筛孔雾化器

压力定量吸入器（pMDI）分类

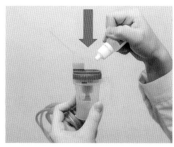
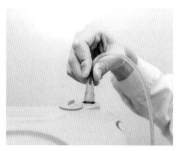

1. 将雾化药液加入雾化杯中　　　2. 连接动力装置

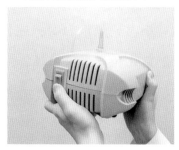
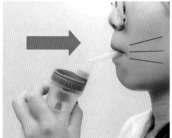

3. 打开雾化器　　　　　4. 使用面罩或者咬管进行雾化

射流雾化器操作步骤

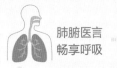

 小故事 　吸入疗法的来源

吸入疗法最早的记录是古埃及。公元前 1500 年左右的《埃伯斯莎草纸》（古埃及最早记录药学知识的书）中，就记载了通过吸入莨菪烟雾来治疗呼吸困难。当时没有特制的吸入装置，人们把莨菪叶放在砖块上烤，使其中的莨菪碱气化，并被患者吸入。

吸入激素，安全有效好帮手

今年 9 岁的小温，被诊断为支气管哮喘。医生开医嘱，予吸入性糖皮质激素（ICS）控制哮喘。小温妈妈听到有激素就想到之前听到别人说：用了激素类药物就有依赖性，并且激素类药物都有副作用，比如长胖。小温妈妈很担心，连忙问了医生："我听说用激素药物的人会变胖和产生依赖性，可以使用其他药物吗？"

💡 **小课堂** ●●●●●●●●●●●●●●●●●●●●●●●●●●●●●●●●●●

1. 吸入激素作用原理是什么

吸入性糖皮质激素（ICS）是呼吸系统常见疾病治疗的常用药物，包括氟替卡松、倍氯米松、布地奈德等，具有抗炎作用。激素吸入后可迅速到达炎症部位，抑制嗜酸性粒细胞等炎症细胞在气道聚集，抑制炎症因子的产生和介质释放，减轻黏膜水肿，有效抑制气道炎症。在哮喘长期治疗中，吸入性糖皮质激素（ICS）是最有效的药物。

2. 吸入激素是否有不良反应

许多慢性阻塞性肺疾病或者哮喘患者会听"激素"色变，认为长期吸入激素会有副作用，所以不愿意长期治疗。这是错误的想法。吸入性糖皮质激素（ICS）是吸入制剂，直接进入呼吸道，作用于气道黏膜，用量小，剂量仅为全身使用激素量的几十分之一，属于局部用药。其经过肝脏的首关代谢被灭活，因此被吸收的药量极少，即使有极少量的激素进入血液后也很快被体内代谢出去。所以，规范地用药并不会导致包括肥胖在内的全身副作用，更不会引起药物依赖。另外，我们应注意吸入性糖皮质激素（ICS）的使用所带来的局部不良反应，主要有声嘶、溃疡、咽部疼痛不适、舌部和口腔刺激、口干、反射性咳嗽和口腔真菌等。不用过于担心，部分不良反应可以通过使用储雾罐、用药后及时漱口和选用干粉吸入器（DPI）等方式避免。

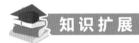

知识扩展

使用吸入性糖皮质激素（ICS）期间应该注意些什么

（1）学会正确使用吸入剂：正确掌握吸入药物技巧，减少药物在口咽部的沉积，可以减少口咽部不适症状出现。

（2）用完吸入剂后务必清水漱口：吸入激素后彻底漱口是最重要的预防措施之一。每次吸入激素后，立即漱口咽部 3 次以上或刷牙，保持口腔清洁。利用碳酸氢钠或制霉菌素溶液漱口，可以预防吸入激素引起的口腔念珠菌病的发生。

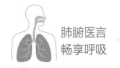

（3）遵循医嘱，规范规律用药：不要随意增减控制性药物的剂量。病情未见效果或者趋于严重时，不要随意增加药物剂量或者使用次数；病情控制效果显著或者趋于好转时，不要随意减少剂量或者停药，调整用药剂量应在医师的指导下进行。

（4）避免接触烟草：吸烟或者吸二手烟可能会导致吸入性糖皮质激素（ICS）治疗反应性欠佳，从而降低药物作用效果。

使用吸入性糖皮质激素（ICS）期间的注意事项

（5）吸入性糖皮质激素（ICS）是控制哮喘的首选药物，但是哮喘急性发作时首选SABA。SABA首选吸入用药，常用药物有沙丁胺醇、特布他林。

误区解读

糖皮质激素不能用，会产生依赖性

这种说法是错误的。哮喘是常见呼吸道慢性炎症疾病，糖皮质激素吸入剂可减轻气道炎症反应，是治疗哮喘的一种基本且有效的药物。吸入剂主要作用在肺部，一般不会产生全身性的副作用。如果治疗时间不够，自行过早停药，会导致治疗无效、急性发作加重，病情反反复复，这并不是依赖，而是病情未控制。制订好长期规范个性化治疗方案，坚持适当的药物剂量和使用时间，才能达到满意的治疗效果。

吸入激素会让人产生依赖吗

什么情况下需要使用抗生素

　　老李退休后常规体检，做了胸部 CT 发现肺内有一个直径 9 毫米的亚实性结节，报告显示可能为微浸润腺癌（MIA）或炎性病变。他上网查了 MIA，有点儿担心。但报告也显示可能是炎性病变，他想着，要不然自己先吃点"头孢"，之后复查看看会不会消失，不行的话再找医生进行手术治疗吧。那么，老李能不能吃"头孢"治疗呢？什么情况下需要使用抗生素？

 小课堂

1. 什么是抗生素

　　抗生素是一种特殊的药物，用于治疗由细菌、非典型病原体引起的感染。在传统的观念中，可能多数人认为出现发热、咳嗽、咳痰、咽痛等情况，或者做胸部 CT 显示炎性病变，就是有"炎症"，就需要使用抗生素，更有甚者觉得使用静脉使用抗生素才能好。但不是所有的感染都是由细菌引起的。绝大多数的上呼吸道感染，是由病毒引起的，如鼻病毒、普通冠状病毒、流感病毒、新型冠状病毒等。下呼吸道感染中，仅 5%～10% 是肺炎，肺炎中约 1/3 可能是单纯病毒感染或合并病毒感染。而抗生素，只对细菌、非典型病原体有效，只有在怀疑或确诊是细菌或非典型病原体感染的情况下，才适合使用。

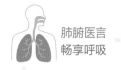
2. 什么情况下需要使用抗生素

由于抗生素仅对细菌、非典型病原体引起的感染有效，因此只有在出现上述病原体感染时，才需要考虑使用抗生素。以下列举2种需要考虑使用抗生素的情况，但不等于出现下述情况就可以自己购买抗生素治疗，而是需要找医生评估。需要考虑使用抗生素的情况，包括：①如果患者被怀疑或确诊为细菌感染，如细菌性肺炎、化脓性扁桃体炎、急性鼻窦炎等，则必须使用抗生素，尤其是重症感染，需要尽快就医并使用抗生素治疗；②预防性使用，目的是减少感染的风险，一般要求严格的指征，比如接触了高危感染源的手术前患者会使用抗生素，但都必须由医生来进行判断。

需要强调的是，不是所有的感染都需要使用抗生素。滥用抗生素可能导致细菌耐药性，应遵循医生的建议和处方使用抗生素。

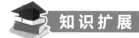

知识扩展

在什么情况下怀疑细菌感染，细菌感染又是如何确诊的

（1）症状询问：医生会询问患者平常患有的疾病，是否有原有呼吸道症状加重或新出现的呼吸道症状，如鼻塞、流脓涕、咽痛、咳嗽、咳痰、胸痛、呼吸困难等，或全身症状如发热、头痛、肌痛、乏力等，以判断是否有可能发生感染。发热伴呼吸道症状提示可能有感染。痰液性状也有提示作用，无痰提示病毒感染可能、绿色脓痰提示铜绿假单胞菌感染、铁锈色痰提示肺炎链球菌感染等。如果出现呼吸困难，提示可能病情严重，需要尽快到医院就诊寻求医生的帮助。

（2）体格检查：包括观察患者鼻腔、咽部、淋巴结，胸部听诊等。

（3）实验室检查：医生可能会进行一些提示化验，如血常规、C反应蛋白、降钙素原等。

（4）细菌检测：医生可能会取一些样本，如血液、痰液、肺泡灌洗液等，进行细菌培养、抗体检测等，以确定是否存在细菌感染。

（5）病毒检测：大家可能会有疑问，既然怀疑细菌感染，为什么要做病毒检测呢？其实，细菌感染和病毒感染都不能绝对区分和割裂，一位患者可以同时或先后出现病毒、细菌感染。

（6）影像学检查：如果怀疑肺炎，就需要进行胸部X线、CT检查等影像学检查，对评估感染的部位、范围和程度至关重要。

如何确诊细菌感染

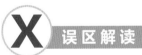

误区解读

抗生素用多了会耐药，那就尽量不用

需要注意的是，虽然不提倡自行使用抗生素，但在怀疑细菌感染或需要预防性使用的时候，应及时就医并按照医生的建议进行检查，由医生根据每位患者的病情来决定是否使用抗生素、选择什么种类的抗生素，避免进展为重症肺炎，危害健康。

抗生素使用误区

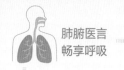
经支气管镜呼吸介入治疗靠谱吗

　　张大爷近2个多月来经常咳嗽，有时候还咳血痰，吃了"抗生素"也不见好转，于是来到医院，拍了胸部CT检查，发现"右下叶支气管堵塞，可疑支气管异物"，医生建议行支气管镜检查，如果确实是异物有可能实现镜下直接取出，如果不是异物，也可以通过支气管镜进一步检查确定是什么问题。如果是支气管镜解决不了的问题，可能要做外科手术。张大爷和家属听了医生的话都很担心，这肺里的问题能通过支气管镜解决吗，要不要直接做手术呢？

 小课堂

1. **经支气管镜能治疗哪些肺部疾病**

　　支气管镜是通过鼻腔或口腔经喉部进入气管及支气管内，支气管镜先端部位有光源以及摄像头，这样就能借助显像设备直接观察气管及支气管内部结构，检查有无异常，有的支气管镜还配有特殊显像能力，通过窄带（NBI）或荧光（AFI）来对可疑组织进行观察，往往可以发现肉眼难以识别的轻微异常。同时，支气管镜内部还有一条通道，可以送入不同的器材对所见到的病变进行处理，包括刷检、经皮穿刺肺活检术、射频消融治疗、冷冻、植入支架、球囊扩张等。

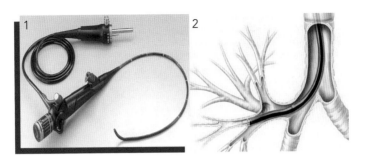

注：1. 支气管镜基本结构；2. 支气管镜进入气道示意图。

支气管镜

支气管镜能治疗的疾病，包括以下几种。①气管支气管良恶性肿瘤的切除：如果气管或者左右主支气管这些大气道存在良恶性肿瘤，就会阻塞气流通道，形成呼吸困难，严重时会危及生命。在这种情况下，我们可以在支气管镜下通过射频、激光等方式切除或消融肿物，恢复气道通畅，保障生命安全。②气管支气管内支架植入：如气管支气管因瘢痕、外压、软化等原因导致管腔出现不可逆狭窄，可以通过支气管镜在狭窄部位植入金属或硅酮支架，支撑气道结构，维持气道的通畅。③气管支气管内异物：婴幼儿及老年人因声门闭合功能稍差，容易误吸异物至气管甚至是支气管，如小型玩偶、骨头、果核、药片等，往往产生剧烈或持久的咳嗽，严重时也会有生命危险。95%以上的异物都可以通过支气管镜在直视下取出，安全、损伤小，因此是首选方法。特殊情况下异物不能经气管镜取出，只能通过开胸手术取出，这样手术创面大、风险高、愈合时间长。

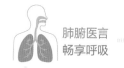

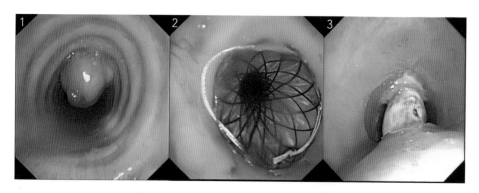

注：1. 恶性肿瘤阻塞气道；2. 气管内放置支架；3. 气管内异物（果核）。

不同类型的气管支气管疾病镜下表现

2. 经支气管镜治疗前后要注意些什么

经支气管镜治疗也是手术的范畴，一般需要在全身麻醉下完成，因此手术前医生会根据患者的需要做手术前检查，包括常规的实验室检查、心电图、胸部增强 CT 等检查，需要患者签署知情同意书，预约手术时间，如果有危及生命的情况时需急诊手术。

术前要禁食、禁水 6 小时，需要跟医生确认日常服用药物是否停用，如有心慌、头晕等情况时可告知医生，必要时静脉补液；术后亦要求禁食、禁水 4 小时。如术后出现异常情况，如呼吸困难、咯血、胸痛的等异常情况要及时告知医生。

 知识扩展

放置了气管支架，如何进行正确的随访复查

一般基于以下两个原因复查。

（1）按照常规复查的时间复诊：一般支架放置后有可能出现

一定比例的并发症，如支架内痰液潴留、支架上下端肉芽、支架移位等。因此每次医生检查完会交代下一次复查的时间，一般 1～3 个月不等，一定要按时复查。

（2）出现异常情况需提前复诊：患者还没有到下次复查的时间，但如果出现呼吸困难加重、痰多咳不出来、咯血等，需要提前到医院复查支气管镜，以便及早发现异常情况并能得到及时治疗。

放置气管支架后
如何随访复查

误区解读

咳血就说明患了肺癌

这种说法是错误的。人们潜意识认为，咯血是晚期肺癌的典型表现，因此一旦出现咯血的情况就非常焦虑，以为是晚期肿瘤。其实，咯血的原因很多，像本病例的张大爷可能是异物引起的咯血，骨性以及坚硬的异物损伤了气管或支气管黏膜损伤，形成了出血。这种情况造成的咳血，在异物取出后是能完全治愈的，既不影响生活质量，也不影响寿命。

咯血就说明患肺
癌了吗

哪些情况下可以考虑进行肺移植评估

老李患有间质性肺疾病 5 年了，规律随诊控制良好。这半年气促明显进展，刷个牙都气喘吁吁，不吸氧的情况下血氧饱

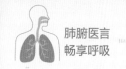
和度只有85%，反复住院但气促、低血氧饱和度的情况没缓解，医生告诉他目前内科手段已没有更好的办法，建议启动肺移植评估，考虑行肺移植术。老李和家人犹豫不决，这听上去是个很大的手术，肺移植后生活质量真的可以提高吗？

经过与医生反复沟通，老李和家人同意接受肺移植评估，顺利完成了肺移植手术，从ICU转至普通病房时，老李深深呼吸了一下：呼吸好久没有如此轻松！太畅快了！

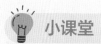 小课堂 ● ● ● ● ● ● ● ● ● ● ● ● ● ● ● ● ● ●

1. 什么是肺移植

肺移植是一种外科手术治疗严重肺部疾病的方法，目的是延长终末期肺病患者的生命，改善患者的呼吸功能和生活质量。

肺移植手术是在全身麻醉下进行的，医生会通过外科手术将损坏的肺部组织移除，并植入同种异体的、健康的肺。手术过程复杂，需要精确的操作和严密的团队合作。

2. 哪些情况下建议行肺移植评估

除肺癌中晚期外，绝大多数肺部疾病患者及肺血管疾病患者，如经过正规及系统诊治后肺功能仍在不可逆转恶化，若符合相应入选标准，可考虑肺移植手术。有以下几种情况。

（1）阻塞性肺疾病：如慢性阻塞性肺疾病、闭塞性细支气管炎综合征。

（2）间质性肺疾病：如特发性肺纤维化、结缔组织病相关间质性肺疾病、肺泡蛋白沉积症等。

（3）感染性肺疾病：如支气管扩张、弥漫性泛细支气管炎、囊性纤维化。

（4）肺血管疾病：如特发性肺动脉高压、肺静脉闭塞症。

（5）二次移植：如慢性移植肺功能丧失。

3. 肺移植供体（捐献者）和受体（接受肺移植患者）匹配因素有哪些

供体、受体器官匹配是一个复杂而严格的过程，需要医生综合以下因素考虑。

（1）血型：供体和受体的血型要相同。

（2）尺寸匹配：供体的肺大小要与受体的胸腔空间匹配，这样才能让肺移植后正常工作。

（3）免疫匹配：为了减少移植后排斥反应，也需要考虑免疫系统的相容性。

（4）疾病特征：还需要考虑受体病情和供体肺的状态，确保移植后提高受体的生存率。

 知识扩展

1. 肺移植评估有哪些内容

（1）完善病史：包括既往肺部疾病及非肺部疾病史，药物治疗史等。

（2）完善各项实验室检查，包括血常规、尿常规、大便常规，血液及痰液病原学检测，肝功能、肾功能、心功能，以及免疫学指标、传染病指标、肿瘤标志物检测等。

（3）完善肺功能检查、胸部 CT、6 分钟步行试验、肺通气／灌

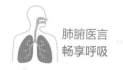

注扫描等，必要时进行肺组织病理检查。若患者可耐受，尽量行支气管镜检查，完善各项深部痰／刷检／肺泡灌洗液病原学检测。

肺移植的评估标准

（4）其他重要系统专科检查，包括心血管系统、消化系统、神经系统、泌尿系统、内分泌系统等。

2. 肺移植术后需要一直吃免疫抑制药吗

肺移植术后需要吃免疫抑制药。这是为了预防和减少器官移植后出现排斥反应。排斥反应是人体免疫系统对于外来器官的自然反应，它会将移植来的器官当作"异物"来攻击和摧毁，导致器官功能衰竭。

免疫抑制药会阻止或减少免疫系统对于移植肺的攻击，从而降低排斥反应的发生概率。所以在肺移植术后，患者需要长期使用抗排斥药物。

需要注意的是免疫抑制药也有副作用，如降低免疫系统对于病原体的抵抗力，增加感染的风险。因此使用免疫抑制药需要在医生的指导下进行，医生会根据患者的具体情况和排斥反应的风险来制订个性化的药物方案。

误区解读

1. 接受肺移植后就可以一劳永逸

这个观点是错误的，完成肺移植手术后需要定期随访。①肺移植后，患者可能会出现一些并发症，如移植肺排斥反应、肺部感染、恶性肿瘤等。所以必须坚持遵医嘱用药及定期随诊。②肺移植术后必须坚持呼吸康复锻炼，进食需营养均衡全面。③避开引起病情加重的因素，如禁止吸烟、避免置身空气污染环境等。④肺移植后的患者需要长期服用免疫抑制药预防排斥反应，并且在生活需要格外注意个人及所处环境卫生，避免感染。

接受肺移植后就可以一劳永逸了吗

2. 肺移植后预期寿命就可以和普通人一样了

根据美国肺移植注册数据库的数据，肺移植术后的五年存活率约为 55%～70%。这意味着半数以上的患者在接受肺移植术后的五年内存活下来。然而需要注意的是这只是一个总体统计数据，而个体的情况会有所不同。许多因素会影响肺移植后的寿命，如患者的基础疾病、年龄、健康状况、术后并发症的发生与严重程度等。其他因素如遵循医疗建议、生活方式等也会对术后寿命产生影响。

肺移植后，预期寿命就可以和普通人一样吗

肺癌有哪些治疗手段

李阿姨今年 70 岁，老伴儿是个老烟民，吸烟有 30 多年了，平素两老的身体没有什么大问题。但是，最近李阿姨开始咳嗽，以为是感冒去诊所看了也不见好，偶尔咳出的痰里面还带点血丝，李阿姨的儿子连忙带李阿姨去医院检查。一番检查后，医生告诉李阿姨："左肺有个 2 厘米的结节，目前考虑肺癌可能性较大。"李阿姨的儿子赶忙问道："医生，我母亲的这个癌症还有得治吗？怎么治疗呢？"

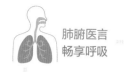
 小课堂 ••••••••••••••••••••••••••••••••••

肺癌的治疗手段

肺癌目前的治疗手段有多种。

（1）手术治疗：是早期非小细胞肺癌患者的首选治疗方式，包括开胸手术和微创手术。

（2）放射治疗：立体定向放射治疗是不适合手术治疗的早期非小细胞肺癌患者的标准治疗方法。放射治疗也可以作为局部晚期肺癌患者的治疗策略，以及肺癌远处转移的对症治疗方法，如肺癌脑转移。

（3）化学治疗：肺癌的化学治疗主要以含铂的双药联合方案为标准方案。

（4）抗血管生成治疗：作用于肿瘤微环境，抑制肿瘤新生血管生成。抗血管生成药物包括贝伐珠单抗、重组人血管内皮抑制素和安罗替尼，其联合用药的抗肿瘤作用更强。

（5）靶向治疗：靶向药物通过作用于特定的基因突变位点达到治疗肿瘤的目的，治疗疗效好，且副作用小，目前常见的靶向治疗的驱动基因突变有 *EGFR* 突变、*ALK* 融合突变、*ROS1* 融合突变、*BRAF V600* 突变等。

（6）免疫治疗：其主要是抑制 T 细胞的程序性细胞死亡分子（PD-1）及其受体（PD-L1）和细胞毒 T 淋巴细胞相关分子 -4（CTLA-4）等，通过自身免疫反应杀伤肿瘤细胞，目前常用药物有帕博利珠单抗、纳武利尤单抗、卡瑞利珠单抗、信迪利单抗、替雷利珠单抗、度伐利尤单抗、舒格利单抗、特瑞普利单抗、斯鲁利单抗、派安普利单抗等。

（7）介入治疗：包括血管内介入治疗、经皮介入治疗（射频消融、冷冻消融、放射性粒子植入等）和经气道介入治疗，介入治疗具有微创、疗效确切等优点，可作为不可手术早期或晚期肺癌患者的治疗选择。

 知识扩展

1. 肺癌的分期治疗原则

非小细胞肺癌约占肺癌的 85%，主要依据确诊时的分期进行治疗，治疗原则如下。

非小细胞肺癌的治疗原则

TNM 分期		治疗原则
Ⅰ期	Ⅰ A 期	可手术者：手术治疗；不适合手术者：根治性放射治疗
	Ⅰ B 期	可手术者：手术治疗 ± 术后放射治疗；不适合手术者：根治性放射治疗
Ⅱ期		可手术者：手术治疗 + 术后放射治疗；不适合手术者：根治性放射治疗
Ⅲ期		多学科综合治疗。可切除者：手术治疗 + 辅助治疗；不可切除者：根治性同步放射或化学治疗
Ⅳ期		全身系统治疗。根据患者具体情况考虑靶向治疗、免疫治疗或化学治疗

注：小细胞肺癌的治疗主要是化学治疗、免疫治疗和放射治疗，少数患者可手术治疗。

2. 肺癌治疗后，如何随访复查

目前肺癌患者治疗后的随访原则。①Ⅰ、Ⅱ期和可手术切除

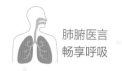
ⅢA 期 NSCLC R0 切除术后，无临床症状或症状稳定者，前 3 年，每 3～6 个月随访一次；3 年以后，每年随访一次。②局部晚期 NSCLC（不可切除的 ⅢA～ⅢB 期）放射治疗和化学治疗后，无临床症状或症状稳定者，每 8～12 周随访一次；临床出现新的症状和 / 或症状加重者，立即随诊。③Ⅳ期 NSCLC 患者全身治疗结束后，无临床症状或症状稳定者，每 8～12 周随访一次；临床出现新的症状和 / 或症状加重者，立即随诊。

 误区解读

1. **晚期肺癌无法治愈就不需要治疗**

这种说法是错误的。对于晚期肺癌患者，尽管不能通过手术达到治愈的目的，但是随着近年来医学的发展和研究的深入，肺癌的分子靶向治疗、免疫治疗等飞速发展，晚期肺癌患者的治疗效果和生存预后都得到了极大的改善。因此对于晚期肺癌患者，应该采取积极的治疗，改善生活质量，延长生存时间。

2. **胸部 X 线检查就可以筛查肺癌**

这种说法是错误的。目前肺癌筛查的最佳手段是低剂量胸部 CT。胸部 X 线检查可以发现肺部的病灶，但是对较小的病灶，容易发生漏诊。而低剂量胸部 CT 病灶检出率更高，且射线剂量低，辐射安全性高。与胸部 X 线检查相比，低剂量胸部 CT 可显著提高肺癌的检出率并降低肺癌的死亡率。肺癌高危人群肺癌筛查的间隔时间建议为 1 年。

无创呼吸机与辅助通气

　　小张的爷爷因为慢性阻塞性肺疾病急性加重住院了，呼吸比较费力，医生交代病情时说，爷爷存在呼吸衰竭，需要使用无创呼吸机辅助呼吸。小张回忆起爷爷几年前因为夜间打鼾，在医生的建议下早就买了一个无创呼吸机，每天晚上用，爷爷还很喜欢，就连忙问医生，家里的那个带过来行不行？医生说，不行，家里的那个无创呼吸机是"单水平"的，医院里的是"双水平"的。小张纳闷了，都是无创呼吸机，怎么不一样呢？

 小课堂

1. 无创呼吸机是什么，有什么作用

　　无创呼吸机，指经过一个面罩，给患者口鼻处送气的呼吸机。由于面罩没有侵入到患者体内，对患者基本不造成创伤，因此叫"无创呼吸机"。

　　使用无创呼吸机对患者进行呼吸支持的方式，称为无创正压通气，主要的原理是通过无创呼吸机给患者输送经过压缩的气体，就像"打气筒"一样将高压气体"吹入"气道。如果呼吸机在我们呼气和吸气时产生的压力相同，那就是单水平气道正压通气，一般称为持续正压通气，大多用于治疗睡眠呼吸暂停，主要起着支撑上气道的作用。如果呼吸机在呼气时给予压力基础上，吸气时再增加气道压力，那就是双水平气道正压通气，一般用于治疗慢性阻塞性肺

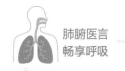

疾病急性加重，这个时候呼气时的低压主要是支撑小气道维持开放，排出更多的二氧化碳，而吸气时的高压主要是通气支持的作用，相当于为疲劳的呼吸肌提供一个"拐杖"，减少患者的消耗。

2. 什么时候需要使用无创呼吸机

在医院里，一般情况下若患者的呼吸衰竭经普通氧疗效果不佳或者二氧化碳排不出来且不需要紧急气管插管时，经医生评估后会考虑使用无创呼吸机进行呼吸辅助。常见的疾病有慢性阻塞性肺疾病急性加重、重症肺炎、重症肌无力、肥胖低通气综合征以及心力衰竭所致的呼吸困难。此类呼吸机除了实现一般的通气支持功能，还可以精准调节氧浓度，甚至提供纯氧，更有利于改善缺氧状态。这种呼吸机为医用无创呼吸机，其压力支持的水平较一般的家用无创呼吸机高。

家用无创呼吸机主要适用于睡眠呼吸暂停的患者，主要的作用是提供一个压力支撑上气道，维持上气道不塌陷，这种无创呼吸机提供呼吸支持的能力较小。另外，当存在慢性呼吸衰竭（如慢性阻塞性肺疾病终末期）或神经肌肉疾病，经过规范治疗仍有呼吸困难时，可以使用家用无创呼吸机进行呼吸支持，以改善生活质量，但当出现急性加重时需要急诊入院并切换为医用无创呼吸机进行支持。

 知识扩展

1. 如何正确使用无创呼吸机

在医院里，使用无创呼吸机的患者通常处于病情相对较重的时期，会得到医生和护士的重点关注。无创通气的前提是患者清醒，故上机前医护人员会进行教育和沟通，所以对于患者来说主要就是放松心情，配合医护的指导，按自己的节奏平静呼吸即可，呼吸机会感受到患者的吸气，进而主动送气。可以向医生反馈呼吸机的送气量和送气时间是否合适？压力是否合适？最开始的使用是要在医生和患者不断的沟通中逐渐找到最合适的通气参数设置。需要指出的是，部分患者会在一开始不太适应面罩带来的幽闭感，经过一段时间的适应后，这种感觉会逐渐消失的。信心和耐心是成功的无创通气所不可或缺的。

在使用家用无创呼吸机时，则相对简单。患者把呼吸机带回家之前往往需要接受呼吸机压力滴定，找到最合适的通气压力，但此后需进行定期随访，在医生指导下进行参数调节。另外，需注意呼吸机、面罩和湿化器专人专用，对机器做好保养和清洁。使用完呼吸机后，用干净的布擦拭呼吸机表面；用柔性清洁剂清洗或擦拭面罩和管路，阴凉处放干；湿化器的水使用蒸馏水或纯净水，并且每天进行更换；有明显污渍时，随时清洗。

医用无创呼吸机与家用无创呼吸机的区别

2. 在家使用无创呼吸机时，什么时候需寻求医疗帮助

在使用呼吸机前，就要找医生对疾病的类型和严重程度进行评估，获得关于呼吸机模式和参数的建议。同时应该遵医嘱进行定期随访，因为体型变化或疾病进展等都会影响呼吸机参数，应联系医生进行调整。对于慢性呼吸衰竭的患者，出现呼吸困难持续恶化或超过平常状态的疾病加重，则应该立即就诊。

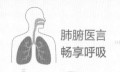
 误区解读

无创呼吸机会让人产生依赖性

这种说法是错误的。对于睡眠呼吸暂停的患者，无创呼吸机产生的是治疗作用，用于支撑上气道，维持其开放。不使用呼吸机时，患者的上气道仍会塌陷。尤其是对于慢性阻塞性肺疾病终末期的患者来说，无创呼吸机用于维持患者的日常生活，脱离呼吸机后患者可能面临呼吸困难。所以不是患者依赖呼吸机，而是呼吸机对于患者来说是必不可少的治疗手段。

传闻中的"叶克膜"

王先生患有糖尿病多年，自觉除了口渴以外没什么特别症状，平常也不重视。最近感染病毒后，一开始出现发热、咽痛及全身酸痛，过几天就出现了明显的呼吸困难。王先生的妻子立即把他送到医院，但他的状态急转直下，很快就进行了气管插管呼吸机辅助呼吸，主管医生说他目前已经是"大白肺"了，如果呼吸机都维持不住就只有上"叶克膜"，传闻是治疗"大白肺"的终极秘密武器。那"叶克膜"到底是什么呢？它真的有这么神奇的效果吗？

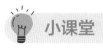 **小课堂**

1. 什么是"叶克膜"

"叶克膜"是"ECMO"缩写的音译，全称是体外膜肺氧合（extracorporeal membrane oxygenation，ECMO），是一种体外生命支持技术，适用于严重的心脏和/或呼吸功能衰竭的患者，可临时部分或完全替代患者的心肺功能，由机器将血液从体内引流到体外并通过人工肺进行气体交换后再回灌到体内，可改善患者的通气及氧合，并可给予循环支持，为治疗原发的心肺疾病争取一定时间。由于 ECMO 本身是一项成本高昂、技术复杂且并发症较多的生命支持技术，故目前主要在有资质的大型医院里开展。

2. 哪些情况需要考虑使用 ECMO

ECMO 主要用于急性的严重的呼吸衰竭和/或心脏功能衰竭，经传统治疗效果欠佳的情况，如患者的呼吸和血氧经机械通气已不能维持、短时间内难以纠正的心源性休克、桥接心肺移植手术等。但也需考虑其他因素，如原发疾病本身不可逆或合并严重的慢性多器官功能衰竭是不适合用 ECMO 的，因为 ECMO 对原发疾病没有直接的治疗作用，仅提供短期的呼吸循环支持，另外当患者合并其他脏器功能衰竭时 ECMO 的疗效也会显著下降。对于前期机械通气时间过长或高龄等患者，ECMO 治疗成功率显著降低，患者获益少。还有 ECMO 治疗成本较高，存在一定并发症，故家属的理解和足够的社会经济支持也是必须考虑的。

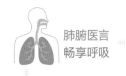
知识扩展

1. ECMO 主要的分类

根据回流到体内的血管不同，ECMO 通常主要分为两种类型：静脉 - 静脉体外膜肺氧合（VV-ECMO）和静脉 - 动脉体外膜肺氧合（VA-ECMO）。VV-ECMO从静脉引流血液在体外氧合后再注入静脉系统，主要提供呼吸方面的支持，是急性呼吸衰竭最常用的方式，对心脏及循环功能没有直接辅助作用，可能因为改善机体氧合而间接改善循环。VA-ECMO 从静脉引流血液在体外氧合后再注入大动脉，可同时进行循环和呼吸的支持，主要用于血流动力学不稳定的情况，如急性心肌梗死、暴发性心肌炎等各种原因导致的急性心脏功能衰竭，或重度急性呼吸衰竭合并不同程度心脏功能障碍时。

2. ECMO 的主要并发症

ECMO 治疗时患者可能出现的相关并发症主要有以下几个方面。①血栓形成：管路里或人工肺等部位均可形成血栓；②出血：出血可发生在任何部位，包括皮肤黏膜、胃肠道、泌尿道、肺部甚至颅内均可能出血，最常见为插管及切口处渗血；③感染：感染亦可发生在多个部位，如血液、呼吸道、尿路、手术部位等；④溶血：出现血红蛋白下降、酱油色或浓茶色的血红蛋白尿等；⑤下肢缺血：主要见于 VA-ECMO，动脉置管导致置管侧的下肢血流明显减少，出现不同程度缺血；⑥神经系统并发症：可出现脑出血、脑梗死、癫痫等。临床中针对各种并发症均会采取相应的手段进行防治。

误区解读

出现"大白肺"，用了"叶克膜"就会好

这个说法是错误的。"叶克膜"仅仅是一种脏器支持手段，把患者的呼吸和循环维持住，为治疗"大白肺"赢得一些时间，其本身并不能直接治疗"大白肺"。另外，"大白肺"只是一种影像上的说法，形成的原因有很多，有感染引起的，也有非感染因素所致，部分原因甚至不甚明确，其治疗效果取决于病因学，即便病因学明确的肺炎，最终是否改善还取决于综合治疗措施、患者状态、是否存在相关并发症等多方面因素，如果未对病因进行治疗或治疗反应不好，即便上了"叶克膜"也不一定会好。

答案：1. A；2. B；3. √

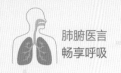

健康知识小擂台

单选题：

1. 非卧床患者最佳排痰体位是（　　）

    A. 臀高头低　　　　　　B. 站立

    C. 侧卧　　　　　　　　D. 向上跳跃

2. 关于抗生素，以下说法错误的是（　　）

    A. 抗生素，只对细菌、非典型病原体有效

    B. 抗生素可以治疗病毒感染

    C. 不是所有感染都需要使用抗生素

    D. 切勿滥用抗生素，应遵循医生医嘱及处方

判断题：

3. ECMO 适合于所有的心肺衰竭。（　　）

呼吸系统疾病
治疗方式自测题
（答案见上页）

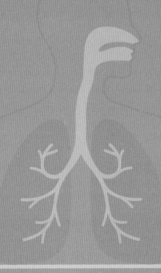

呼吸康复
全程管理

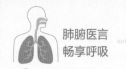
呼吸康复已被证实是最具成本效益的非药物治疗手段之一，是慢性呼吸系统疾病患者治疗中不可缺少的部分。呼吸康复技术在国内起步相对较晚，临床应用时间较短，很多患者对呼吸康复需要做些什么、在什么时间段做、如何规范正确地实施，以及需要注意什么尚不熟悉。本部分针对呼吸康复的内涵、适应证、禁忌证、运动训练的方式、呼吸康复操、居家康复注意事项、疫苗注射等方面进行健康知识科普，通过简单通俗的文字、生动的图画及视频为老百姓传递易学习、易操作的科普知识。

呼吸康复，让呼吸更健康

王爷爷，72岁，因"反复咳嗽咳痰伴喘息6年，加重半个月"入院，入院诊断："慢性阻塞性肺疾病急性加重期、Ⅱ型呼吸衰竭"。他自诉呼吸困难、活动后加重，咳嗽、咳白色黏痰、痰不易咳出，易疲劳。经医护综合评估，建议行呼吸康复治疗。王爷爷得知要由专业的医生护士指导他每日康复训练，就表示拒绝，认为呼吸康复就是运动锻炼，自己平常也在做，不需要额外花钱治疗。王爷爷的做法正确吗？

 小课堂 ···

1. 什么是呼吸康复

《中国慢性呼吸道疾病呼吸康复管理指南（2021年）》指出：呼吸康复是基于全面患者评估、为患者量身定制的综合干预措施，是最具成本效益的非药物治疗手段之一，包括但不限于运动训练、教育和行为改变，主要目的是改善患者症状、疾病进展，提高患者运动耐力，改善患者营养、心理及睡眠等状况，进而提高患者生活质量，降低健康成本，减少患者再住院率、死亡率。临床研究已证实，呼吸康复在帮助呼吸系统疾病患者减轻呼吸困难、提高呼吸肌肌力和运动耐力、改善生活质量和缓解焦虑等方面的疗效。

2. 呼吸康复包括哪些内容

运动训练：如有氧训练、抗阻训练、柔韧训练等。

呼吸肌功能锻炼：如缩唇呼吸、腹式呼吸、吸气肌训练、呼气肌训练等。

气道净化：咳嗽训练、叩击、主动循环呼吸技术、体位引流、高频胸壁振荡等。

呼吸支持技术：长期简易氧疗、经鼻高流量湿化氧疗、无创正压通气等。

药物治疗：吸入支气管扩张剂、祛痰药等。

营养支持：结合营养评估结果，早期给予肠内、肠外营养支持。

心理干预：通过个体化的心理干预，缓解患者呼吸康复过程中的焦虑、抑郁等不良情绪。

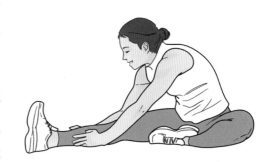

柔韧训练

3. 呼吸康复的好处有哪些

呼吸康复可以改善慢性呼吸系统疾病患者的一系列症状，包括

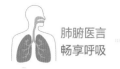
咳痰不易、呼吸困难、运动耐量下降、疲劳、焦虑，抑郁、睡眠障碍等，最重要的是能够增加肌肉力量和肌肉耐力，提高运动能力和生活自理能力，减少急性加重和住院次数，提高生活质量。总而言之，呼吸康复是一种安全、有效、经济的治疗方法。

 知识扩展

1. 呼吸康复的适应证、禁忌证

　　并不是所有人都适合进行呼吸康复。

呼吸康复的适应证、禁忌证

适应证	禁忌证
常见的慢性呼吸道疾病： 　慢性阻塞性肺疾病 　支气管哮喘 　支气管扩张症 　间质性肺疾病 　成人阻塞性睡眠呼吸暂停 　肺癌 　肺移植、肺减容手术	**绝对禁忌证：** 　不稳定型心绞痛或心律失常 　不稳定骨折 　对他人构成危险且无隔离设施的传染病 　有自我伤害或伤害他人风险的不稳定的精神疾病
由于其他的一些呼吸相关疾病导致的慢性呼吸道症状或者类似综合征： 　急性呼吸窘迫综合征 　肺动脉高压 　职业或环境相关肺部疾病 　脊柱畸形 　胸部、上腹部外科手术前后 　选择性神经肌肉病 　脑卒中	**相对禁忌证：** 　严重的认知障碍 　进行性神经肌肉疾病 　无法纠正的重度贫血 　缺乏动力 　严重衰弱相关的疲劳（如与晚期充血性心力衰竭或化学治疗等有关） 　无法改善的严重视力障碍 　预期寿命短（如 < 6 个月）

2. 呼吸康复自我管理内容

呼吸系统疾病患者通过结构化、个性化的自我管理，能够强化健康行为的动力和信心。呼吸康复有利于提高患者的康复依从性，提高患者生活质量。

呼吸康复自我管理

类别	内容
无烟环境	戒烟，避免二手烟
服药依从性	按医生指导服用药物、正确使用吸入制剂
呼吸功能	呼吸功能锻炼依从性及锻炼处方调整管理
节省体力	安排日程活动，量力而行
管理压力和焦虑	使用放松和呼吸技巧，保持积极、乐观的心态
急性加重期的预防和就诊	接种流感疫苗和肺炎链球菌疫苗，识别疾病恶化的指征，及时就诊
日常活动 / 运动	保持身体活动（日常生活、步行、爬楼梯等活动），根据制订的运动处方定期进行锻炼
饮食	保持健康的体重，多食富含蛋白质的食物，少量多餐
睡眠	保持规律的睡眠，睡前避免摄入兴奋剂，睡前放松
社交活动	选择自己喜欢且不会加重呼吸困难的活动

保持健康第一步，科学运动是关键

小李是一个朝九晚五的上班族，每天下班回家就喜欢躺在沙发上玩儿手机。渐渐地，他发现自己回家爬楼梯时总是气喘吁吁的，又在网上刷到鼓励体育锻炼的视频，于是他每天下了

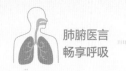
班都会去健身房锻炼，希望提高自己的心肺耐力，然而事与愿违，锻炼后的小李觉得四肢酸痛，每天上班都没有精神，不禁开始焦虑起来：到底怎样的运动方式才能提高身体素质？

 小课堂 ···

1. 什么是运动训练

运动是一种结构化和可重复的身体活动形式，通常要求有至少中度的体力消耗，运动时呼吸频率和心率会明显加快。训练是指渐进性的运动刺激，系统地施加于机体以达到特定的提高生理、功能或技巧的目的。

2. 运动训练的原则有哪些

（1）超量原则：个体需要频繁暴露于超过日常生活活动的负荷，以产生足够的生理学适应。如果想达到提高体适能的效果，需要进行多次且超负荷的运动训练。

（2）渐进原则：经过训练的个体产生适应后，为进一步提高生理功能，需不断增加训练强度，以产生新的适应。当我们适应了一段时间的训练强度，并且还想进一步提高自己的心肺耐力时，就需要我们对现有的运动强度进行调整，加强难度，以达到新的期望目标。

（3）可逆性原则：当个体停止运动后，身体产生的适应性变化具有可逆性。训练效果会存在因为停止后退步的现象，比如停止一段时间的心肺耐力训练，你会发现自己的心肺耐力会显著地下降到训练之前的水平。所以，运动训练保持健康是需要长期坚持的。

（4）特异性原则：不同生理学适应的产生，依赖于特异的训练类型。根据自身希望达到的训练目的不同，所采取的训练类型也不尽相同。比如希望提高自己的心肺耐力，就可以采取有氧运动的训练形式；希望提高自己的肌肉力，就可以采取力量训练模式；希望提高自己的柔韧性，就可以采取伸展运动的模式。

3. 运动训练的形式有哪些

运动训练的形式包括有氧运动、力量运动或阻力运动、屈曲和伸展运动。

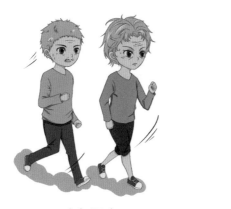

有氧运动

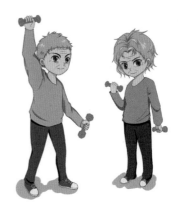

力量运动

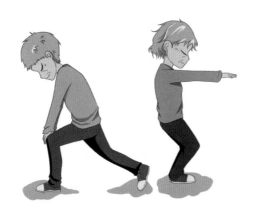

屈曲和伸展运动

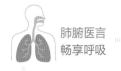
 知识扩展

1. 老年人运动需要掌握的技巧

（1）循序渐进：从 5 ~ 10 分钟的健走开始，之后根据情况每次增加 5 分钟，直到每次走 45 ~ 60 分钟。

（2）结伴运动：相比独自运动，团队或结伴运动更能延长寿命。

（3）化整为零：如果没有整段时间进行锻炼，分段的零星运动同样可让身体受益。

（4）供足营养：补充B族维生素，它与能量物质的代谢有关，如果消耗过多可引起代谢障碍、免疫力下降甚至致病。

（5）防止运动过度：运动过度有害无益，防范运动过度的最简便方法就是监控基础心率和运动心率。

2. 运动时出现以下情况需要警惕

（1）运动时身体不适，运动中出现无力、头晕、气短等应停止运动。

（2）运动后关节疼痛或腰背放射性疼痛，需警惕是否运动过度。

（3）高血压患者、老年人应该避免或减少做过度用力的动作及幅度较大的弯腰、低头等动作。

 误区解读

患有心力衰竭，不能进行运动训练

这种说法是错误的。心力衰竭患者在经过专业评估，达到安全指征后，应当尽早开始运动训练。因为适当的运动训练有助于改善心力衰竭患者的心脏、自主神经、内皮、呼吸、肾脏、内分泌与代谢、骨骼肌功能，还有抗炎作用；让他们重获日常生活的活动能力，对于后续提高生存质量、活动水平、身体机能，是非常有帮助的。但是建议患者刚开始运动时，需要在专业人员的监督指导下进行，逐步结合喜爱的生活方式，回归自主运动，并持续锻炼，做好自我管理。

俯卧位能否改善呼吸困难

张大爷患有慢性阻塞性肺疾病 10 余年，最近感染了病毒，活动后心累、气短明显，频繁咳嗽、咳痰且痰不易咳出，整日困倦。医生给予鼻导管吸氧及俯卧位通气治疗，并向患者解释俯卧位可以改善呼吸困难、促进痰液排出。王大爷趴了一会儿，觉着浑身不舒服，一会儿起来吃东西，一会儿上厕所，时不时跟老伴儿嘀咕："趴着又不是药，有啥用呢？"

 小课堂

1. 为什么要进行俯卧位通气治疗

1974 年，俯卧位通气的治疗方式被首次提出，指使患者在俯卧位状态下（即趴着）进行呼吸或机械通气。俯卧位可以减轻患者背侧肺组织压力，促进背部肺泡复张，改善肺部通气 / 血流比值，提高血氧饱和度。同时，在重力的作用下，促进小气道分泌物向大

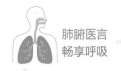

气道引流，利于痰液的排出，进而实现气道净化、改善氧合的作用。俯卧位在一定程度上缓解呼吸困难症状，减少呼吸机相关肺损伤的发生，降低患者因氧合障碍导致继发多器官功能障碍的发生风险和病死率。

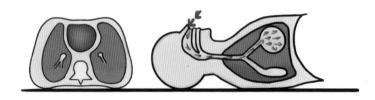

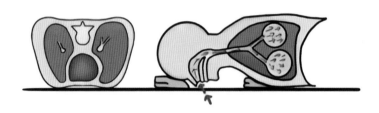

俯卧位改善患者呼吸困难原理

2. 俯卧位通气治疗的时间和体位

对符合适应证的患者，宜尽早实施俯卧位通气，并尽可能延长通气的持续时间。镇静或昏迷状态患者俯卧位维持时长每天大于12小时，清醒患者俯卧位每天累计时长为 8 ~ 12 小时。若不能耐受全俯卧位，感觉呼吸困难、受压部位疼痛时，可以考虑半俯卧位，或其他多种姿势交替进行。

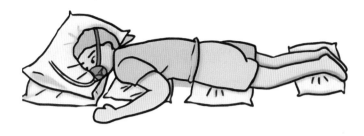

全俯卧位

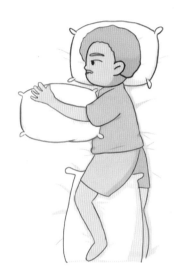

半俯卧位

3. 如何提高俯卧位通气治疗的效果

实施俯卧位通气不能获益的主要原因是中途中断。因此，实施俯卧位通气治疗前，患者要做好充分的准备，尽可能减少因为不适引起的中断。如准备相应的工具（如多个软枕）促进舒适，饭后 1 小时再开始俯卧位（防止发生呕吐、反流窒息等），提前上厕所、排空膀胱，将手机等电子设备放在可视或者易于获取的地方。俯卧位通气治疗过程中，可以根据个人喜好，选择看电影、听音乐、与家属视频、中医按摩等方式转移注意力，缓解焦虑情绪。必要时适

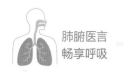
应昼夜节律，适当延长夜间通气时长。如果有疼痛等不适，可以遵医嘱借助药物进行缓解。实施俯卧位通气治疗过程要加强自我监测，感觉气促、心慌等不适时，立即告知医护人员。

 知识扩展

不同俯卧位通气治疗姿势选择

患者可以结合具体情况，根据自身需求选择个性化的俯卧位姿势。如手臂麻木不适时可选择"游泳者体位"；颜面水肿的患者，推荐采用"反向特伦伯格体位"；佩戴无创呼吸机面罩者，推荐采用"海豚体位"。不能全程耐受全俯卧位的患者，推荐间断、交替采用全俯卧位或半俯卧位。

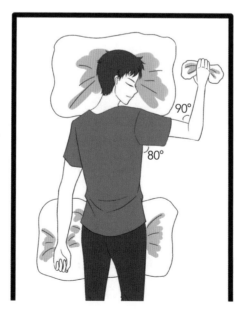

游泳者体位（俯视）

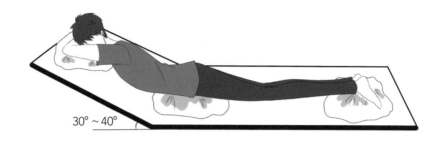

反向特伦伯格体位

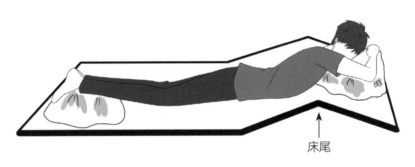

床尾

海豚体位

 误区解读

所有人都适合俯卧位通气治疗

这种说法是错误的。实施俯卧位通气治疗是有严格适应证及禁忌证的。

（1）适宜人群：未吸氧、安静状态下血氧饱和度＜94% 和呼吸频率＞22 次/分；需要通过鼻导管、氧气面罩、经鼻高流量或呼吸机进行氧疗，或伴有影像学检查显示胸部渗出样改变。

（2）禁忌人群：存在气道梗阻或窒息风险；严重呼吸困难，可能需要立即插管；血流动力学不稳定或严重心律失常；颅脑损伤

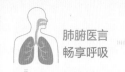

或者各种原因引起颅内压、眼压升高；颈部、胸部、腹部严重受损或者或近期手术术后不适合俯卧位患者；过度肥胖（BMI > 40 千克 / 米 ^{2}）。

（3）对于怀孕患者、近期有恶心呕吐症状、存在面部损伤或存在神经系统病变的患者，需由医生综合评估后再决定是否需要实施。

呼吸康复操——解除肺的"枷锁"

因患有慢性阻塞性肺疾病，才 60 岁的张伯伯骨瘦如柴，走几步都气喘吁吁，每年都需要到呼吸科住院两三次。原本性格开朗的他，在严重呼吸困难时备受煎熬。两年前医护人员告诉他要"主动活动"才能促进呼吸康复，但张伯伯和家属都说"活动可能就更喘不上气了"。医师、康复师、护师和营养师一起耐心指导张伯伯从被动到主动、从床上到床旁、从坐到站再到走，如今的张伯伯精气神足，戒了烟，脱掉了氧气管，迷上了呼吸康复操。

 小课堂

1. 什么是呼吸康复操

呼吸康复是一项综合性的干预措施，包括但不限于运动训练、教育和行为改变，其中呼吸康复操是一种适用于慢性呼吸系统疾病患者不同阶段的锻炼方式，包括华西呼吸康复操、郑氏呼吸康复操、太极拳、八段锦等。呼吸康复操简单、易行，患者感兴趣且能长期坚持。

2. 呼吸康复操能给患者带来哪些好处

呼吸康复操是慢性呼吸系统疾病患者呼吸康复训练的重要内容之一。在慢性阻塞性肺疾病、间质性肺疾病、肺癌、哮喘、支气管扩张、肺动脉高压等疾病应用中效果明显。呼吸康复操可以有效提高患者的活动耐力和生活质量，减轻患者焦虑、抑郁等不良情绪；呼吸康复操可以有效改善呼吸慢性疾病患者的肺功能，改善呼吸困难症状。

3. 怎样练习呼吸康复操效果更好

呼吸康复操的练习要领包括：动作缓慢有力，配合呼吸；呼吸方式为经鼻深吸气，经口慢呼气，吸呼比为 1：2～1：3；呼吸配合方式为：展开、扩展——吸气，收缩、扭转——呼气。初学者先对照视频规范动作，再配合呼吸，练习中配合意念、冥想效果更好。一般而言，医学监测下进行的运动训练频率和持续时间为每周 3～5 次，每次 20～90 分钟，持续 8～12 周。研究已证实，8～12 周的呼吸康复操在多项结果方面均会获益。

知识扩展

华西呼吸康复操的由来与操作

华西呼吸康复操以运动康复的原理为基础，结合太极拳、八段锦和风靡欧洲的"禅柔"，保留中华传统养生操精髓，也融入现代康复锻炼理念及技术。包括上肢锻炼、下肢锻炼、全身辅助呼吸肌

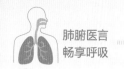
锻炼，在此基础上结合呼吸控制技术，并配以活泼欢快、韵律感较强的背景音乐，以激发患者参与康复锻炼的兴趣，动作简单，易于掌握。结合不同患者的需求，分层设计。包括卧床患者的被动锻炼和主动训练、坐位呼吸操、站立位全身呼吸操等。

华西呼吸康复操

 误区解读

慢性呼吸系统疾病患者需要卧床静养

这种说法是错误的。慢性呼吸系统疾病患者由于肺功能受损，走路喘、穿衣服喘、爬楼梯更喘，甚至说话都喘。很多患者认为如果再运动，会加重呼吸困难。然而事实是，卧床静养会导致骨骼肌和呼吸肌的废用，加重患者的呼吸困难，形成卧床 - 呼吸困难 - 卧床不起的恶性循环。慢性呼吸系统疾病患者需要在医护人员的指导下，采取科学的运动锻炼，从而改善心肺功能，强健身体，提高生活质量。

为了持续获益，居家呼吸康复动起来

李爷爷，75 岁，已经咳嗽、咳痰 20 多年，活动后呼吸困难伴喘息 3 年，近十天加重。胸部 CT 示：双肺散在炎症，右侧胸腔少量积液。入院诊断："慢性阻塞性肺疾病伴有急性下呼吸道感染"。经医护人员评估后，住院进行了专业的呼吸康复治疗。出院时李爷爷呼吸困难、喘息症状缓解，无吸氧辅助下可行走约 500 米，日常生活活动（如早起去卫生间洗漱等）受限得到改善。医生要求他出院后在家继续进行呼吸康复锻炼。李爷爷认为我都出院了，为什么还要进行呼吸康复呢？李爷爷可以不进行居家呼吸康复吗？

 小课堂

1. 什么是居家呼吸康复

居家呼吸康复是在家庭环境进行的呼吸康复，主要涉及呼吸功能锻炼、运动锻炼、饮食调整、预防感染、健康教育、心理支持等方面，不需要特定康复训练设备、康复中心及专业人员的监测，克服传统在医院和呼吸康复中心进行呼吸康复的地域限制，使患者在家中即可进行呼吸康复，具有花费低、操作方便、患者参与性强等特点，并已被证实居家呼吸康复可明显提高稳定期呼吸系统疾病患者的运动耐力，改善患者呼吸困难症状，并且患者可以长期持续获益。

2. 如何确保居家运动康复的安全

（1）根据专业康复人员制订的运动处方进行运动康复训练。

（2）居家康复训练时，氧气、吸入药物等自我救护物品备于身旁，且在照护者的监护下进行康复训练。

（3）训练过程中出现以下任一情况，应暂停训练，及时就医：①休息状态下或轻微活动后出现明显的气促，采取任何缓解呼吸急促的姿势、方法后都无法改善，测得呼吸频率 ≥ 40 次 / 分；②在某些姿势、活动或锻炼期间感到胸痛、心跳加速或头晕、头痛，监测

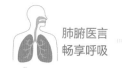
收缩压 ≤ 90mmHg 或 ≥ 180mmHg，心率 ≤ 40 次 / 分或 ≥ 120 次 / 分；③休息吸氧状态下仍存在不可耐受的呼吸困难、严重疲乏；④面色苍白，四肢明显湿冷，下肢肿胀、严重疼痛、呕吐，监测血氧饱和度降低，小于 90%，或较基线值降低大于 4%，如原血氧饱和度为 95%，降低至 91%；⑤出现面部、四肢的感觉异常或无力活动，尤其是在一侧身体上出现；⑥感到大脑混乱并逐步加重，说话困难或难以理解他人讲话等；⑦焦虑或抑郁状态加重，或有伤害他人的问题。

 知识扩展

智慧化医疗在居家呼吸康复中的应用

　　智慧化医疗技术是借助互联网远程对患者进行诊断、会诊、监测、康复指导于一体的技术，具有方便、快捷、可移动性等特点。常见应用形式有视频会议、可穿戴设备（智能腕带和可穿戴背心）、智能移动技术（智能手机、远程监测摄像头、运动感测仪、计步器）等，将智慧化医疗技术应用于呼吸系统疾病患者居家肺康复中。通过线上与患者取得联系，后台实时监测患者康复过程中的呼吸、咳嗽、咳痰等情况和血氧饱和度等生命体征，通过网络远程实时上传到互联网平台，医护人员可随时查阅分析患者的健康状况，并及时调整呼吸康复方案指导患者进行居家呼吸康复，使医疗资源合理分配，提供个性化的康复方案。

X 误区解读

慢性阻塞性肺疾病患者出院回家后不需要进行居家呼吸康复

这种说法是错误的。有效的呼吸康复要求每周的运动训练量达到 3 ~ 5 次或每天 20 ~ 60 分钟的持续运动或间歇运动，应持续 4 ~ 12 周。因此，患者要从呼吸康复中持续获益，需持续维持呼吸康复至少 4 ~ 12 周。除重症监护的住院患者外，一般患者住院周期小于 4 周，因此出院的呼吸系统疾病患者仍要进行持续的居家呼吸康复。

慢性呼吸系统疾病患者如何接种疫苗

张爷爷患有慢性阻塞性肺疾病 10 余年，近日咳嗽、喘息的症状加重，需要静坐缓解。近期社区组织居民进行流感疫苗的接种。张爷爷听到社区医护人员说有慢性疾病的老年人更需要接种，并且越早接种越好。但是，隔壁王大爷说疫苗根本没有用，张爷爷内心十分纠结，不知道怎么办才好。

 小课堂

1. **慢性呼吸系统疾病患者疫苗接种推荐**

呼吸道感染易导致慢性呼吸系统疾病的加重，以慢性阻塞性肺疾病为例，它会随着每次急性发作而进展，而引起急性发作最常见的原因是流感病毒、肺炎链球菌等病原体引发的呼吸道感染。研究

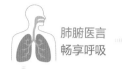
显示，疫苗接种可以减少慢性阻塞性肺疾病、哮喘、慢性支气管炎等慢性疾病人群发生呼吸道感染及严重并发症的机会，减少急性发作及再入院次数，降低患者死亡风险。国内外相关指南推荐慢性呼吸系统疾病患者接种流感疫苗、肺炎链球菌疫苗，防止流感季节引发慢性肺疾病的急性加重。

2. 疫苗接种时机

流感疫苗的最佳接种时间是在流感发生前 1~2 个月，可以在整个流感季对患者形成保护力。接种疫苗后，约半个月才能产生抗体，效力大约持续 1 年。需要注意的是，慢性气道疾病急性发作期时不建议接种。因为此时会伴随喘息加重、急性感染等情况，不易刺激机体产生足够的抗体而影响疫苗的效果，并且可能诱发其他并发症。另外，疫苗本身会产生副作用如发热、过敏反应等，会加重机体原有的病情。应在原发病控制、症状明显缓解或病情处于稳定期时再行疫苗接种。

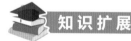 **知识扩展**

疫苗接种的注意事项

（1）接种疫苗前应如实告知医生自己的身体情况以评估接种禁忌。

（2）着宽松易解的衣物，便于接种，减少对穿刺处皮肤的摩擦。

（3）避免空腹接种，接种完成后必须在接种场所休息 30 分钟，没有异常后方可离开。

（4）如果出现高热或过敏反应等不适应及时告知医护人员。

（5）接种后应注意休息，清淡饮食，勿剧烈运动。

 误区解读

流感病毒每年都在变异，因此没必要打流感疫苗

这种说法是错误的。接种疫苗是防控呼吸道传染病的最有效手段。流感疫苗是否有效取决于社区中流行的病毒株与用于制造该疫苗的毒株之间的匹配程度。虽然每年流行的流感病毒毒株可能会有细微差异，但世界卫生组织会根据流感病毒监测结果确定当年的疫苗株，以达到最佳保护效果。并且，即使二者没有完全匹配，疫苗仍然可以减轻流感症状的严重程度，也有助于预防与之相关的并发症。

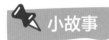 **疫苗的前世今生**

早在唐宋时期（大约公元 10 世纪），我国就有采用人痘法"种痘"预防天花的记载。在此基础上，疫苗接种最早可溯源至人痘接种技术。此方法后随丝绸之路传往西方。1796 年，英国的一名医生爱德华·詹纳把青年挤奶女工手上感染的牛痘浆接种给一名 8 岁男孩，种痘部位出现了牛痘，结痂留下瘢痕，随后詹纳又给男孩注射了天花病毒，但孩童却未感染天花，证实接种牛痘可预防天花。1798 年，英国开始强力推行牛痘接种。19 世纪末到 20 世纪初是免疫接种的标志性年代，这一阶段疫苗发展的标志性人物是法国科

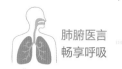
学家路易斯·巴斯德，他先后发明了炭疽疫苗、鸡霍乱疫苗、狂犬病疫苗，被誉为"疫苗之父"。同一时代，卡介苗、白喉、破伤风类毒素、鼠疫疫苗、伤寒疫苗和黄热病疫苗等 30 多种疫苗也成功问世。

随着生物化学、分子生物学、遗传学和免疫学的迅速发展，疫苗研制水平不断完善和提高，亚单位疫苗、重组疫苗、基因疫苗等新型疫苗将不断问世，为人类健康保驾护航。

答案：1. D；2. C；3. ×

健康知识小擂台

单选题：

1. 慢性阻塞性肺疾病患者呼吸康复内容不包括（　　）

    A. 运动训练

    B. 手法叩击排痰

    C. 吸气肌训练

    D. 口服化痰药物

2. 进行俯卧位通气时，每天的累计时长应大于（　　）

    A. 4 小时　　　　　　　B. 6 小时

    C. 8 小时　　　　　　　D. 10 小时

判断题：

3. 接种了流感疫苗，今年就不会感冒了。（　　）

呼吸康复全程
管理自测题

（答案见上页）

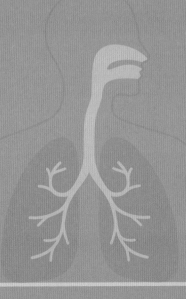

呼吸系统疾病
中医治疗

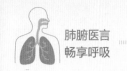
在中国，中医中药用于呼吸系统疾病的治疗有着悠久的历史和坚实的群众基础。人们在出现一些常见的呼吸道问题如感冒、咳嗽时总会想到中药治疗，或自觉身体状态不佳、抵抗力下降时也会寻求中医的帮助。本部分针对老百姓的日常需求，介绍了常见呼吸道问题的中医药诊治、预防和体质调理，解读了日常的一些理解误区，旨在指导读者更合理地选择中医中药治疗和调理。

感冒了，中成药怎么选

周阿姨平时身体挺好的，这几天天气变化，周阿姨出现头痛、全身酸痛、流清鼻涕和咳嗽，还时不时有些怕冷怕风，老伴儿一看就知道她是感冒了，赶紧去药店，看到货架上不同种类治疗感冒的中成药，有治疗风寒感冒的、有治疗风热感冒的、有治疗气虚感冒的……老伴儿发愁了：应该买哪一种药呢，买一种还是买多种呢？

 小课堂 ● ● ● ● ● ● ● ● ● ● ●

1. 什么是感冒

感冒是最常见的急性上呼吸道感染性疾病，以喷嚏、鼻塞、流涕、恶风或恶寒、发热、头痛、全身酸楚或疼痛为主症，兼见食欲减退、恶心、胸闷、大便稀溏等症状。四季皆可发病，季节交替及冬春季多见。感冒为自限性疾病，无并发症的普通感冒病程多小于10天。老年人和儿童容易出现感冒并发症，使病程延长。

2. 感冒的中医分型

感冒的中医证型包括实证感冒类（风寒证、风热证、风燥证、暑湿证）和体虚感冒类（气虚证、气阴两虚证）两类六证候。实证类感冒多见于平素身体健康者，感冒后症状常较为明显，但病程较短；而虚证类感冒多见于平素体虚、有基础疾病的患者，感冒的症状可能并不明显，但病程较长，易出现并发症，尤其需要重视。感冒类中成药以感冒的中医分型为依据，分别治疗不同证型的感冒，了解了自身的感冒症状，在面对不同种类的中成药时就能做到有的放矢。同时需要注意的是，如果服药超过 3 天，症状仍没有缓解，或者不足 3 天但症状进行性加重，应及时就医，在医生的指导下用药。

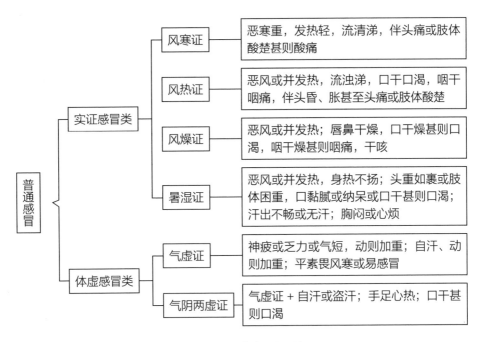

感冒的六种中医证型

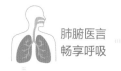

3. 老年患者感冒的特点

老年患者因体质虚弱、常伴有基础疾病、免疫力下降等因素，多表现为体虚类感冒，其临床特点包括：发病隐匿，症状不典型；基础疾病（如慢性支气管炎、慢性阻塞性肺疾病等）的症状与感冒的症状并见，或因感冒诱发基础疾病急性发作；感冒易反复发作，病程长且恢复缓慢；易合并细菌感染，并发症多见。

 知识扩展

治疗感冒的中成药对所有人都是安全的吗

中药几乎都来自于天然品及其加工品，很多人都认为中药或中成药是安全无害的，实际上并非如此，凡是药品都具有利害两重性，中药也不例外。

服用感冒类中成药应注意合理用药，避免药物不良反应。例如，感冒类中成药中常含有麻黄，它具有升高血压、加快心率的作用，因此高血压、心率过快患者应慎用；藿香正气液为广大老百姓熟知，常用于治疗暑湿感冒，但有些藿香正气剂型含有酒精，对酒精过敏者应禁用，也应避免与头孢类药物同用；孕妇作为特殊人群使用感冒类中成药时需格外慎重，感冒后应在医生的指导下选择相对安全的药物。

 误区解读

中药、西药一起吃好得快

这种说法是错误的。如上所述，普通感冒为自限性疾病，多数患者病程较短，并不需要长期、大量、联合用药。选择多种感冒药联合使用，很可能会导致相同成分的药物重复或超量使用，增加药物不良反应的发生率。

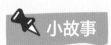 **小故事　中药也有"毒性"**

古代医家早已认识到中药的毒性问题，《神农本草经》中收载的 365 种药物，均分为上、中、下三品，有的"无毒"，不伤人；有的"有毒"，要"斟酌其宜"；有的"多毒"，"不可久服"，并提出"合理用药"的概念。直至现行的《中华人民共和国药典》，除一般无明显毒副作用的药物外，仍将有毒的中药按三级划分，分别注明"小毒""有毒"或"大毒"，所以一定要认识到"中药或中成药没有副作用"这一观点是错误的。

老年人常见肺气虚——肺气虚应该如何补肺

从 10 年前开始，王婆婆经常觉得疲倦，精神状态不好，走路稍快或爬一两层楼梯后就会咳嗽、气喘，严重的时候甚至说话都觉得累。王婆婆说她怕风，遇到冷风就会咳嗽不止。平时就算没有活动也爱出汗，经常感冒，每次感冒都需要很长时间才能好转，好转后不久又再感冒。家人告诉王婆婆，她是"肺虚"，应该喝中药"补肺"。真的是这样吗，应该怎样治疗呢？

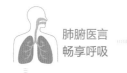
小课堂

1. 肺气的功能

中医学认为"肺"这个脏器很娇嫩。肺与自然界相通，因此，外界的致病因素侵入人体，首先影响到我们的肺。肺气可在我们的体内各处"游走"，对维持人体正常生命活动非常重要。肺气能帮助我们排出体内的废气（浊气），摄入自然界清新的氧气（清气），运输人体吸收的营养物质、血液和水液到全身，把能够防护我们免受外界"邪气"（致病因素）侵害的"卫士"（卫气）输送布散到全身，同时起到调节体温、控制排汗等作用。可见，肺气对人体生命健康的多个方面都发挥重要作用。

2. 什么是肺气虚，肺气虚有什么表现

肺气虚是指肺气虚弱，肺气的功能受损。肺气虚的患者除了出现呼吸系统疾病的一些常见症状（如咳嗽、胸闷、呼吸不畅），更重要的是同时表现出抵抗力低下（如容易感冒）、营养不良（如疲倦、乏力）、血液和水液分布障碍（如心慌、嘴唇青紫、咳痰、尿少、水肿）相关的一些临床表现。舌质通常颜色较淡，脉较弱。

3. 哪些中药补肺气

人参、西洋参、党参、黄芪、白术、山药都是常见的可用于补肺气的中药，我们可以在治疗和日常食疗中考虑使用这些中药补肺气。补肺气的中药如与某些中药搭配使用，能发挥更广泛的疗效。如人参搭配黄芪、白术能健脾；西洋参搭配西瓜皮、竹叶、麦冬能够消暑解渴；黄芪搭配白术、防风能增强抵抗力，治疗盗汗；白术搭配黄芪、茯苓能够缓解脾虚导致的水肿等。由于补气的中药可能

导致气滞（气机壅滞），因此在补肺气的同时可搭配具有行气功能的中药，如搭配陈皮、砂仁等减少气滞。

知识扩展

肺气虚患者生活中应该如何调护

肺气虚者可通过调节精神心理状态、食疗及药膳、调节起居，进行适宜运动改善肺气虚。

（1）调节精神：悲伤、忧虑的情绪会加重肺气虚，建议肺气虚者平时要保持乐观向上的生活态度，保持平和稳定的心态，避免过度悲伤、紧张等极端情绪。

（2）食疗及药膳：肺气虚者常伴有脾虚，平时应清淡饮食，进食易消化食物，避免辛辣刺激、腌卤食品、高糖、寒凉饮食。可食用有健脾益气功效的食物，如小米、粳米、扁豆、鸡肉、鹅肉、牛肉、兔肉、鱼肉、山药、土豆、大枣、薏苡仁等。例如，食用黄

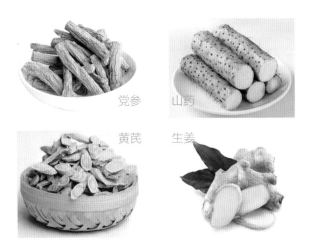

党参　山药

黄芪　生姜

黄芪山药党参鸡汤部分食材

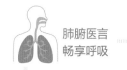
芪山药党参鸡汤，可起到补益肺气、健脾养胃的功效。原料：生黄芪 30g，山药 30g，党参 30g，鸡 1 只，佐料适量。制作方法：将鸡去皮，去内脏；将生黄芪、山药、党参放入鸡腹中，加生姜、大葱、大蒜、花椒、红枣等佐料和适量清水炖煮至鸡烂熟。如伴咳痰，可加入适量白果仁、莲肉。

（3）起居：肺气虚者常伴有抵抗力低下，不能耐受寒冷、气温骤变环境，应注意保暖，出汗后避风，避免过度劳累。

（4）运动：中医运动可改善肺气虚者病情。可选择太极拳、太极剑、八段锦等中医运动。肺气虚者活动耐力降低，不建议病情初期进行剧烈、导致大汗的运动，需循序渐进。

肺气虚患者生活中应该如何调护

 误区解读

肺虚一定是肺气虚

肺病有虚实之分。虚证有肺气虚证和肺阴虚证，所以肺虚不一定就是肺气虚。肺阴虚主要是指肺阴亏虚，患者常表现为干咳无痰或痰少而黏不易咳出，兼有阴虚甚至阴虚内热的表现，如口干咽干、手脚心发热、心烦、潮热、盗汗。这类患者通常表现出面部潮红，舌质红、干燥。

肺病常见实证包括风寒犯肺证、风热犯肺证、燥邪犯肺证、肺热炽盛证、痰热壅肺证、寒痰阻肺证、饮停胸胁证、风水相搏证等，临床上根据患者病史、临床表现、中医四诊进行辨证，选择相应的中药、方剂、针灸等中医药手段进行治疗。

入冬了，反复咳嗽、咳痰怎么办

张大爷是一个老烟民，年轻时吸烟几十年，大约 10 年前开始出现反复咳嗽，每年秋冬季节咳嗽更加频繁、剧烈，尤其是早上起床和夜晚入睡时更加明显，经常咳出大量白色黏痰，有时感冒后痰液呈黄色，张大爷自己服用了一些止咳、化痰的药物，或者天气暖和一点儿咳嗽会稍感好转，但咳嗽、咳痰始终没有痊愈。医生告诉张大爷，他这是"慢性支气管炎"，没法根治，只能用药控制，张大爷想寻求中医诊治，那么中医认为咳嗽的原因是什么，如何治疗？

 小课堂

1. 中医的肺

在中医里，肺有一个名称叫"娇脏"，又称"华盖"。"娇脏"的意思是说，肺娇弱，肺连着外面，连着皮毛，我们呼吸都要与外界联系，所以也容易受到外界邪气的影响。"华盖"是指肺在人体最上面，像盖子一样保护我们的内脏。正常时候肺叶有节律地收缩与舒张，维持着正常的呼吸。如果受到风寒、热、痰等邪气的干扰，收缩与舒张的功能紊乱了，就会表现出咳嗽。

2. 中医认为咳嗽的原因

咳嗽的原因大致可分为外因和内因。外因病因是由于气候突变或调摄失当，外感邪气从口鼻或皮毛侵入，使肺气被束缚，肺气正

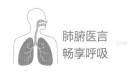

常的功能受到影响，从而引起咳嗽。《河间六书·咳嗽论》谓："寒、暑、燥、湿、风、火六气，皆令人咳"，也就是说寒、暑、湿、燥、风、火这六种邪气都可以引起咳嗽。其中，风气是最常见的邪气，其他外邪多随风邪侵袭人体，所以外感咳嗽常为外感风寒或风热所致。咳嗽的内因较为复杂，包括饮食、情志及肺脏疾病。饮食不当，嗜烟好酒，内生火热，或喜食生冷、高脂、高糖的食物，损伤脾胃输送津液的功能，导致痰液的产生，阻塞气道，引起肺气上逆从而咳嗽。精神刺激，影响肝脏梳理气机的功能，气机不通化生成火，进一步影响肺主理气机的功能从而导致咳嗽。肺脏疾病，常常是因为肺部慢性疾病迁延不愈，肺脏的气阴受到损伤，肺不能主理气机，此外肺气受损，不能输送津液会生成痰液，肺阴虚的虚火灼烧津液也会生成痰液，阻塞气道，引起肺气上逆，从而导致咳嗽。

中医认为咳嗽的
原因

 知识扩展

常见的咳嗽种类及中医治疗

（1）风寒型：往往见于感冒过程中，除了咳嗽、咳白痰，常伴有头痛、恶寒、发热、鼻塞、流涕等症状。常用风寒咳嗽颗粒或止嗽散治疗。

（2）风热型：表现为咳嗽、咳黄痰，常伴有口干、咽痛、咽干、流黄鼻涕、小便黄等症状。可以口服桑菊饮治疗。

（3）秋燥型：秋天常见，常表现为干咳、痰少或无痰，口干，大便也较干，皮肤也可能较干。可用百合、麦冬、川贝、白梨炖汤服用。

（4）痰热型：咳痰不爽，严重时伴有胸闷、胸痛，面红耳赤，全身发热。可用清金化痰丸、鲜竹沥口服液等治疗。

（5）痰湿型：咳嗽声音重浊，咳白痰且痰量多，容易咳出，常伴有胸闷、胃胀、恶心、呕吐等表现。可用三子养亲汤或二陈丸进行治疗。

（6）肺气阴虚型：干咳、咳嗽声音短促或痰中带血丝，同时伴有口干、咽燥、五心烦热、容易疲倦等表现。可用百合固金汤或养阴清肺丸。

建议患者出现咳嗽的症状时，在专业中医医生的指导下进行辨证论治后再用药，不可擅自使用药物。患者在服用药物期间需要注意避免食用辛辣刺激性的食物，多吃新鲜的蔬菜和水果，保证充足的饮水量，还需要戒烟、戒酒，保证充足的睡眠，避免过度劳累导致咳嗽加重。

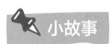 小故事

《黄帝内经》第三十八篇咳论篇是关于咳嗽的专篇，所以名为"咳论"，篇中通过黄帝与岐伯的对话系统地论述了各种咳嗽的病因、病机、症状、传变及治疗。其中特别指出，咳嗽的病变虽然属于肺，但五脏六腑的病变都能影响肺，使之功能失常，从而引起咳嗽。开篇"黄帝问曰：肺之令人咳，何也？岐伯对曰：五脏六腑，皆令人咳，非独肺也。"意思是黄帝问岐伯："肺脏有病，能使人咳嗽，这是为什么呢？"岐伯回答："五脏六腑失常都能使人咳嗽，不只是肺病如此。"

答案：1. A；2. D；3. ×

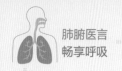

健康知识小擂台

单选题：

1. 有高血压的患者选择感冒类中成药时，需避免的药物是（　　）

    A. 麻黄   B. 藿香

    C. 金银花   D. 薄荷

2. 可以治疗肺气虚的中药是（　　）

    A. 人参、西洋参、党参

    B. 白术

    C. 黄芪

    D. 以上均是

判断题：

3. 只有肺脏疾病才会引起咳嗽。（　　）

呼吸系统疾病
中医治疗自测题

（答案见上页）